U0951895

中国仿制药蓝皮书

2017 版

中国医学科学院药物研究所
中国医药工业信息中心　　　编
中国食品药品检定研究院

编者：

蒋建东　中国医学科学院药物研究所
张金兰　中国医学科学院药物研究所
吴　松　中国医学科学院药物研究所
郭　文　中国医药工业信息中心
华雪蔚　中国医药工业信息中心
卢敏丽　中国医药工业信息中心
李　波　中国食品药品检定研究院
张志军　中国食品药品检定研究院
许鸣镝　中国食品药品检定研究院

中国协和医科大学出版社

图书在版编目（CIP）数据

中国仿制药蓝皮书：2017版／中国医学科学院药物研究所，中国医药工业信息中心，中国食品药品检定研究院编．—北京：中国协和医科大学出版社，2018.4

ISBN 978－7－5679－1049－2

Ⅰ.①中… Ⅱ.①中… ②中… ③中… Ⅲ.①制药工业－产业发展－研究报告－中国－2017 Ⅳ.①F426.7

中国版本图书馆CIP数据核字（2018）第057501号

中国仿制药蓝皮书　2017版

编　　者：中国医学科学院药物研究所
中国医药工业信息中心
中国食品药品检定研究院
责任编辑：吴桂梅

出版发行：中国协和医科大学出版社
（北京东单三条九号　邮编100730　电话65260431）
网　　址：www.pumcp.com
经　　销：新华书店总店北京发行所
印　　刷：中煤（北京）印务有限公司

开　　本：787×1092　1/32开
印　　张：4.875
字　　数：48千字
版　　次：2018年4月第1版
印　　次：2018年7月第2次印刷
定　　价：30.00元

ISBN 978－7－5679－1049－2

序

FOREWORD

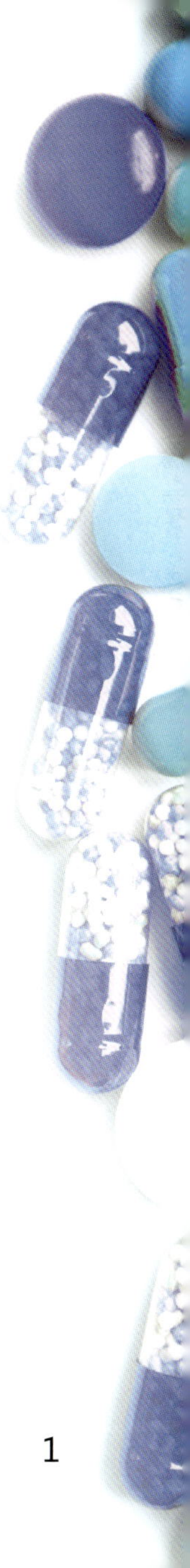

国内外仿制药对于人民健康的保障都发挥着重要作用。近年来欧美日等发达国家在政府的倡导和支持下，仿制药市场占有率已经达到了 50% 以上，并依然以年 10% 左右的速度快速增长，是创新药增长速度的两倍。美国是仿制药替代率最高的国家，从美国仿制药学会发布的报告来看，2015 年美国仿制药在处方量当中的占比是 89%，金额只占 27%，2015 年仿制药为美国整个医疗体系节省 2270 亿美元。

新中国成立以来我们在仿制药的研发和产业化方面实现了从无到有，取得了较大的发展，质量合格的仿制药是我们国家人人享有健康保障的重要支撑之一。在医改的关键时期，逐步提高我国仿制药的质量，并增加其处方占比，节约医药费用，提高用药可及性，是影响医改的重要因素。

仿制药也是我国生物医药产业发展的重要组成部分，高质量的仿制药研发能够提高我国制药行业发展的质量，保障药品安全性和有效性，促进我国生物医药产业的升级、结构调整和国际竞争力，实现进口药品的替代。

在过去的几十年中，编制主持单位中国医学科学院药物研究所、中国医药工业信息中心和中国食品药品检定研究院在中国仿制药研发的历程中做出了突出的贡献，积累了良好的条件完成《中国仿制药蓝皮书》。在农工党中央的倡导下，经过约1年的中国仿制药产业发展数据查询、调研、分析和整理，编制组深入研究和阐述了中国仿制药产业发展状况和主要发展趋势，揭示了当前仿制药行业发展状态、面临的机遇和问题，并提出了解决问题的建议，为行业发展的战略决策和政府政策的制定提供参考，以促进我国仿制药产业发展。

陈　竺

2017年1月12日

目录
CONTENTS

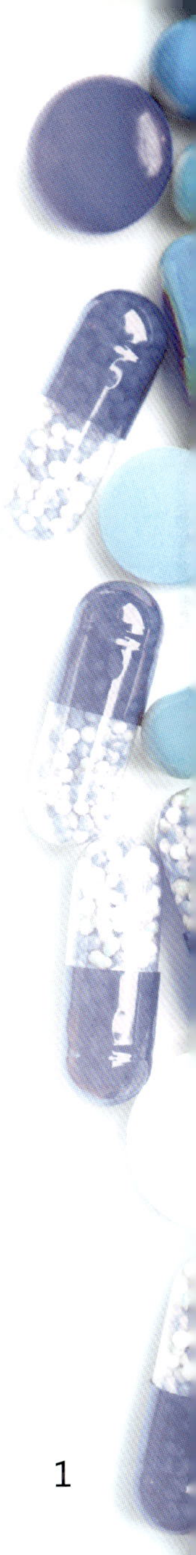

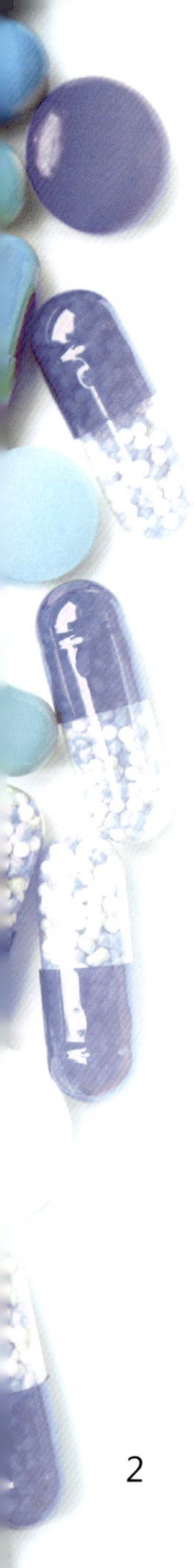

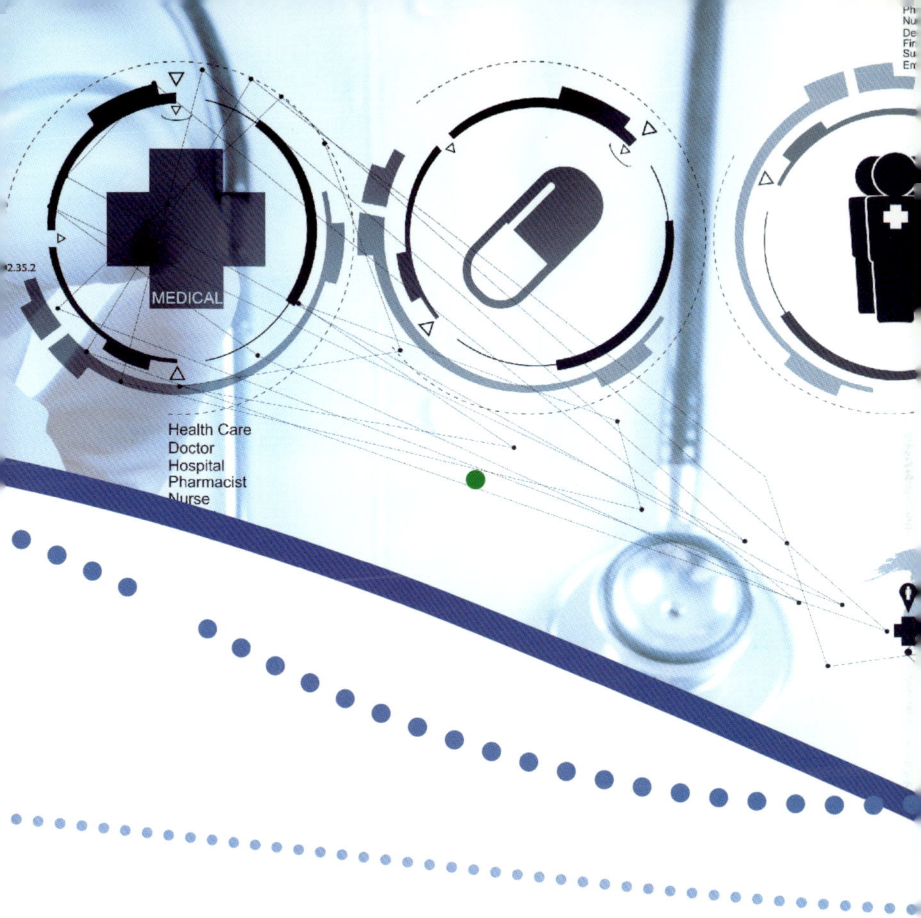

第一部分

中国医药产业整体发展背景及概况

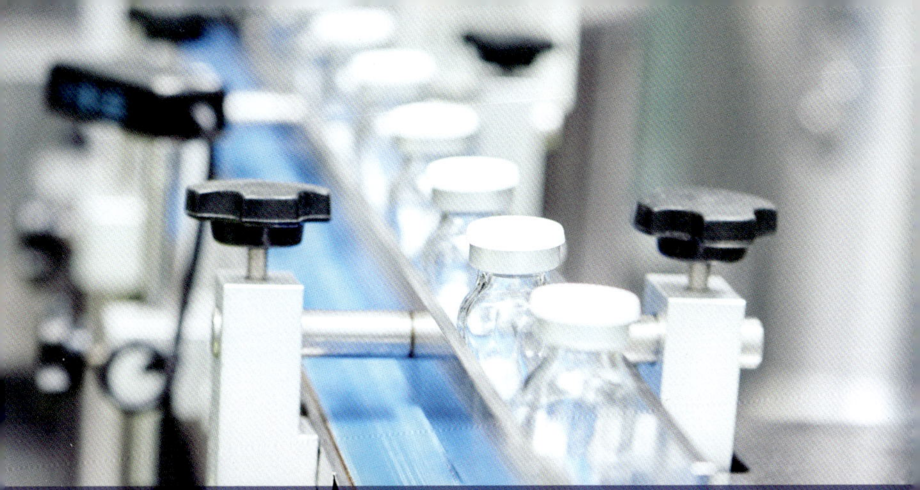

一、产业发展环境解析

1. 宏观经济环境

2016 年，全球经济增速持续放缓，经济形势复杂化程度加剧。在全球经济整体环境弱改善的背景下，中国经济发展面临着严峻的外部压力。2016 年为“十三五”规划开局之年，国内经济在周期性与结构性下行的压力下，形势总体呈现“缓中趋稳、稳中向好”

的特点。据国家统计局统计，2016 年中国经济整体增速约 6.7%，工业增加值同比增速为 6.0%。宏观分析预测显示，2017 年多项宏观指标在趋势性和周期性因素的叠加影响下将进一步回落，中国经济下行压力仍然较大。

2016 年，供给侧改革完成从概念到落地的过程。1 年来，20 多份落实“三去一降一补”的细则文件密集出台。各项改革措施全面推进，经济发展方式不断变化，经济结构日益优化，供给侧改革成效初现。2017 年是推进供给侧改革的深化之年，释放出改革迈向深水区的信号。

2016 年底，2017 年全国工业和信息化工作会议在北京召开，会议指出，2017 年我国将全面实施“中国制造 2025”战略，深化创新驱动，加快传统动能的修复和新动能的培育。与此同时，《“十三五”国家战略性新兴产业发展规划》对“十三五”期间我国战略性新兴产业的发展目标、重点任务、政策措施等做出全面部署安排。

2. 我国医疗卫生发展状况

四级医疗卫生服务体系即将启动建立

目前我国医疗卫生服务体系主要由医院、基层医疗卫生机构、专业公共卫生机构等构成。2017 年 2 月，国家卫生和计划生育委员会（以下简称卫计委）发布《“十三五”国家医学中心及国家区域医疗中心设置规划》，要求到 2020 年我国医疗卫生服务体系变更为以国家医学中心为引导，国家区域医疗中心为骨干的国家、省、市、县四级体系。

据卫计委统计，2016 年末，全国医疗卫生机构总数约为 98.3 万家，其中包含医院约 2.9 万家、基层医疗卫生机构约 92.6 万家、专业公共卫生机构约 2.5 万家、其他机构约 0.3 万家。

随着我国医疗服务体系的不断完善，我国各级医疗机构的诊疗人次和住院人数也在不断增加。2016 年，全国医疗卫生机构总诊疗人次达 79.3 亿人次，比上年增加 2.4 亿人次（增长 3.1%）。另外，2016 年全国医疗卫生机构入院人数达 2.3 亿人，比上年增加 1674 万人（增长 8.0%），年住院率为 16.5%。

医疗卫生总费用不断提高

据国家卫计委核算，2016 年全国卫生总费用约为 46344.9 亿元，占当年全国 GDP 的 6.2%，比 2015 年增长约 13.1%。2016 年全国卫生总费用中，政府卫生支出为 13910.3 亿元（占 30.0%），社会卫生支出为 19096.7 亿元（占 41.2%），个人卫生支出为 13337.9 亿元（占 28.8%）。

表 1-1 当前我国医疗服务体系

农村	城市	
	三级医院 2232 家	代表国内最先进的医疗技术应用和疾病治疗方法，通常集中在人口密度高的大城市中
县医院 约 1.2 万家	区域中心医院 约 6000 家	中等规模医院，通常针对本地居民，提供一些常见疾病的区域性医疗服务
乡镇卫生院约 3.7 万家	社区卫生服务中心 / 一级医院 约 4.3 万家	散布于城市社区与农村乡镇，为本社区居民诊断并治疗简单疾病
村卫生室约 63.9 万家	诊所 / 医务室约 20 万家	最基层的医疗诊治场所，针对常见疾病

数据来源:《2016 中国卫生和计划生育统计年鉴》，卫计委

3. 主要疾病流行概况

我国经济和医疗保健事业水平不断发展，人民生活水平不断提高，慢性病和人口老龄化、肥胖等问题将主导我国今后的疾病流行趋势。

《中国居民营养与慢性病状况报告（2015年）》和《中国心血管病报告2016》显示，目前慢性病已成为导致我国人口死亡的首要原因，占总死亡人数的86.6%。其中，心脑血管疾病、癌症和慢性呼吸系统疾病为主要死因，占总死亡人数的79.4%，慢性疾病已成为威胁我国居民健康的巨大挑战。

截至2016年底，我国60岁及以上老年人口已达2.3亿人，占总人口的16.7%，其中65岁及以上人口1.5亿人，占总人口的10.8%[①]，老龄化趋势严峻。与此

① 数据来源：《2016年社会服务发展统计公报》，民政部

同时，我国肥胖现象也不容忽视。2012 年我国 18 岁及以上成人超重肥胖率为 42.0%，相比 2002 年该数据上升 12.1%，相当于有接近一半的成人处于超重状态，肥胖问题日益突出，而肥胖又是引发糖尿病、高血压、癌症等慢性病的重要危险因素。慢性病高发、人口老龄化加剧、肥胖人群增多等多重因素都将进一步驱动我国医药刚性需求的上升。

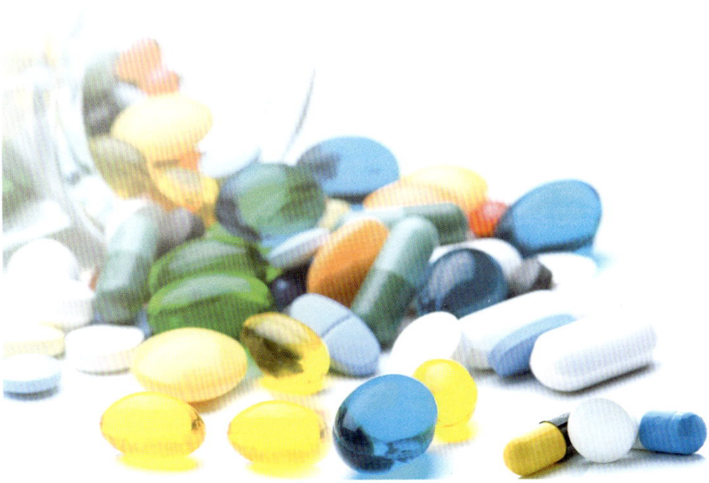

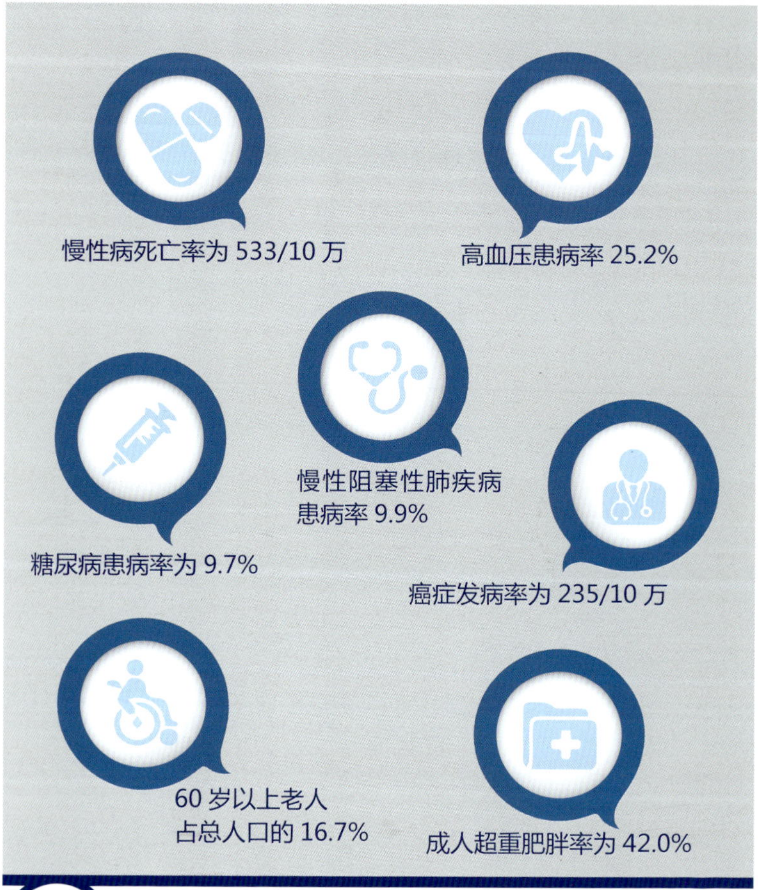

图 1-1　我国主要慢性病流行病学特征

数据来源：《中国居民营养与慢性病状况报告（2015 年）》，卫计委；《中国心血管病报告 2016》，国家心血管病中心组织编撰

4. 行业主要政策法规环境

2016 年以来，随着医改工作的稳步推进，各项医药政策频繁出台和实施，医药企业在研发、生产、流通等各个环节上的运作方式都将面临重大调整。而随着仿制药质量和疗效一致性评价的深入推进，必将提升我国医药行业的整体水平，保证药品的可及性、安全性、有效性，促进医药经济结构调整和产业升级，增强我国医药产业在国际舞台的综合竞争实力。

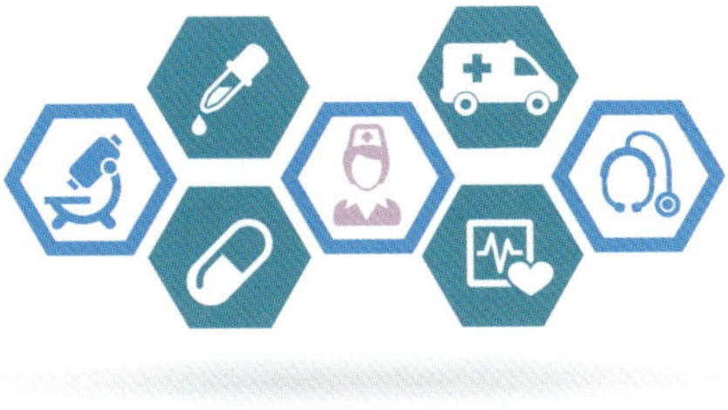

表 1-2　2016 年以来我国医药行业主要政策及监管动态

研发	●开展仿制药一致性评价和上市注射剂再评价，改革药品审评审批制度 ● 2017 年 5 月，CFDA 关于征求《关于鼓励药品医疗器械创新改革临床试验管理的相关政策》（征求意见稿）意见的公告，明确临床试验机构资格认定改为备案管理，优化临床试验审查程序，接受境外临床试验数据 ● 2017 年 10 月，中共中央办公厅、国务院办公厅发布《关于深化审评审批制度改革鼓励药品医疗器械创新的意见》，加快临床试验和审评流程，鼓励仿制药专利挑战，加大创新药的生命周期保护和医保支持
生产	● 2017 年 2 月，国务院办公厅发布《关于进一步改革完善药品生产流通使用政策的若干意见》要求加强生产质量安全监管，督促企业严格执行 GMP ●全面实施药品上市许可持有人制度，实现药品所有权和生产权分离 ●定点生产企业必须承担定点生产品种的供应责任，按照所供货区域和确定的统一采购价格，保障生产稳定和有效供应

续表

销售	● 2016 年 3 月，国务院办公厅发布《关于促进医药产业健康发展的指导意见》，建立现代营销模式，完善企业物流信息系统，推动大型企业建设遍及城乡的药品物流配送网络 ● 2016 年 10 月，国务院印发《“健康中国 2030”规划纲要》，明确推进药品、医疗器械流通企业向供应链上下游延伸开展服务，形成现代流通新体系。规范医药电子商务，丰富药品流通渠道和发展模式 ● 2017 年 1 月，国务院办公厅发布《关于进一步改革完善药品流通使用政策的若干意见》，推动药品流通企业转型升级，鼓励中小型药品流通企业专业化经营，推动部分企业向分销配送模式转型

数据来源：中国医药工业信息中心整理

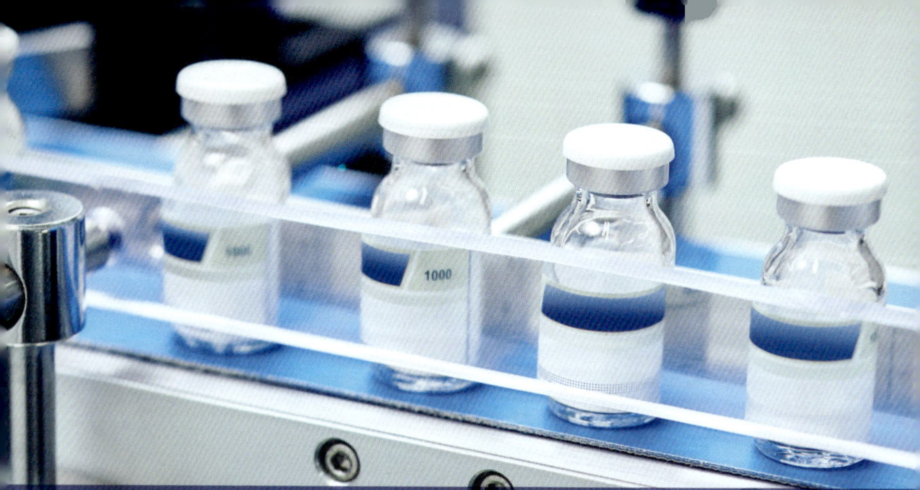

二、中国医药工业经济

医药工业是我国“十三五”规划中重点发展的战略性新兴产业，也是“健康中国”战略的重要组成部分，医药工业的发展对提高我国医药科技水平、保障人民健康、促进经济与社会协调发展等方面具有重要的意义和作用。

2016 年，我国医药工业累计实现主营业务收入和利润总额分别为 29635.9 亿元和 3216.4 亿元，增速与上年同期相比有明显回升，分别为 10.2% 和 16.2%，预计 2017 年主营业务收入和利润总额增速将继续回升，分别达 12.2% 和 17.8%，说明经历了产业升级的暂时下行之后，我国医药工业已逐渐走出低谷，回归平稳发展的轨道。

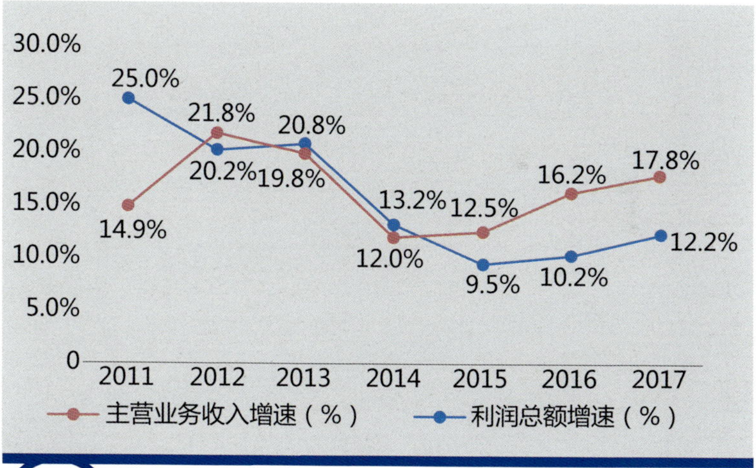

图 1-2　2011～2017 年我国医药工业主营业务收入及利润总额增速情况

我国医药工业八大子行业中，2016 年主营业务收入金额占比较高的子行业有：化学药品制剂制造（25.4%）、中成药生产（22.6%）和化学药品原料药制造（17.0%）（图 1-3）；2016 年利润总额占比前三的子行业依次为：化学药品制剂制造（29.6%）、中成药生产（22.9%）、化学药品原料药制造（13.8%）（图 1-4）。

2016 年主营业务收入同比增速较高且高于行业平均水平（10.2%）的医药工业子行业分别是：医疗仪器设备及器械制造（13.2%）、中药饮片加工（12.7%）、卫生材料及医药用品制造（11.4%）和化学药品制剂制造（10.8%）。截至 2016 年底，我国医药制造业工业增加值增速为 10.8%，不仅较去年同期上升 0.9 个百分点，还高出全国工业增加值 4.8 个百分点，在全国工业各行业中排名靠前。

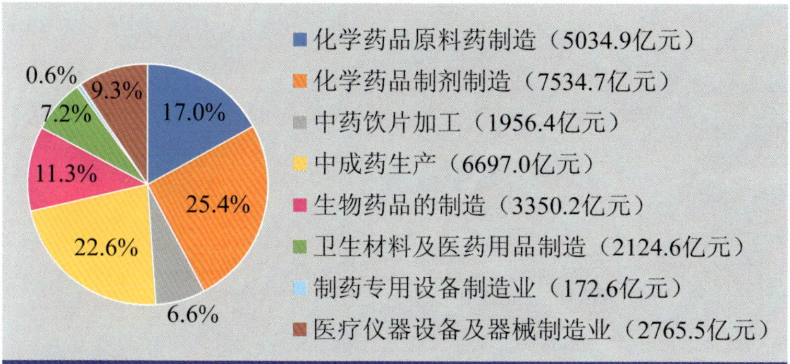

图 1-3　2016 年我国医药工业八大子行业主营业务收入及占比情况

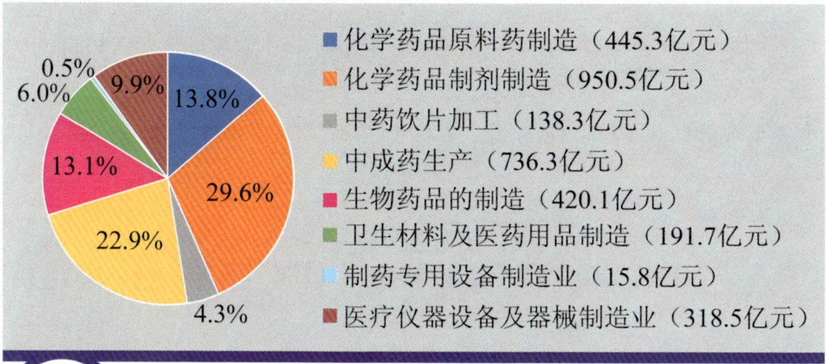

图 1-4　2016 年我国医药工业八大子行业利润总额及占比情况

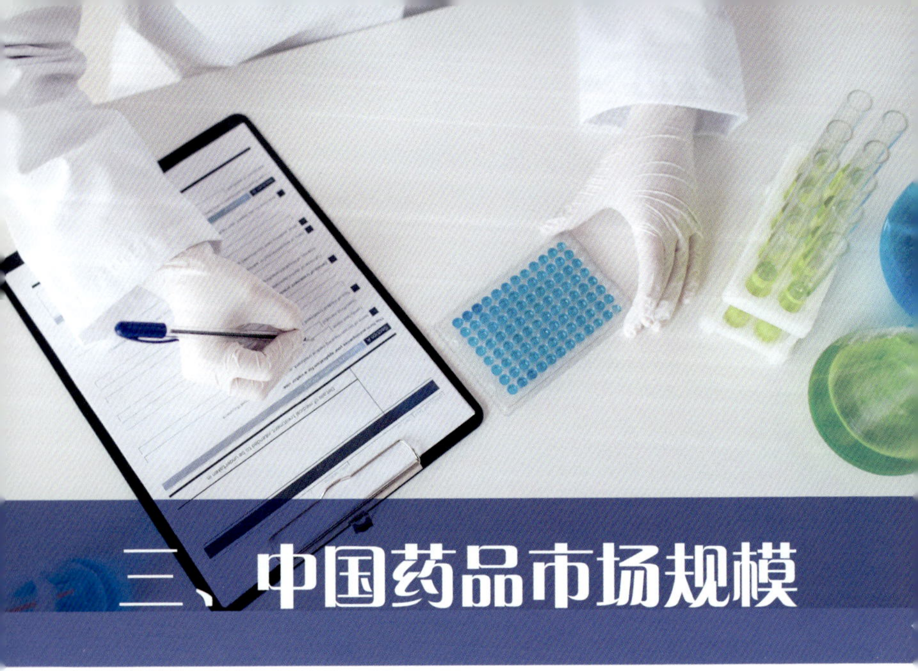

三、中国药品市场规模

据中国医药工业信息中心测算，2011~2016年，中国药品市场规模[1]从8097亿元增长至14436亿元，年均复合增长率为12.3%。

与2015年相比，2016年中国药品市场规模增幅有小幅回升，同比增速为8.1%，预计未来我国医药

① 中国药品市场规模是指由医院终端、药店零售终端和除此以外的广阔市场终端所构成的药品销售规模，并以药品零售价计算

市场仍将继续保持这种平稳的增长水平，一方面医药产品的刚性市场需求仍将随着医疗服务量的增加而进一步上升，另一方面药品价格仍将保持下行态势，各种控费手段也将持续。作为第一大药品销售终端的医院市场，占总体市场约60%，受到药品零加成和药占比等因素影响，医院药品市场增长乏力。2016年6月，卫计委下发《关于尽快确定医疗费用增长幅度的通知》，要求各省（区、市）要确定本地区年度医疗费用增长幅度，力争到2017年底全国医疗费用增长幅度降到10%以下，这又进一步限制了在整体医药市场上占比最大的医院药品市场规模的增长。综合以上因素，未来我国医药市场规模将继续处于低速增长状态。

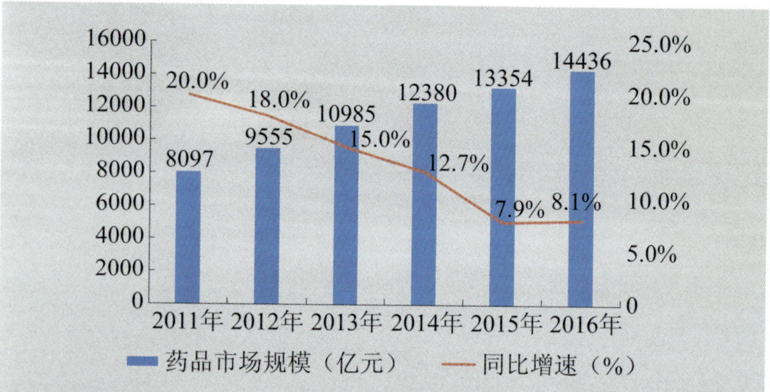

图 1-5　中国药品市场整体规模及增长状况

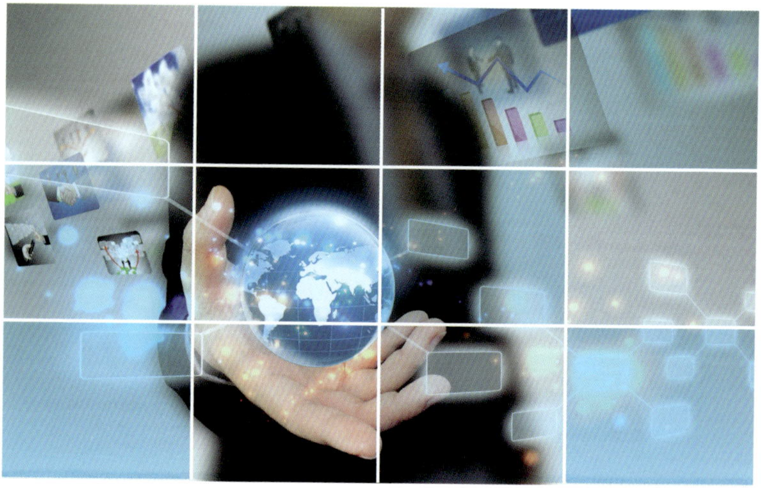

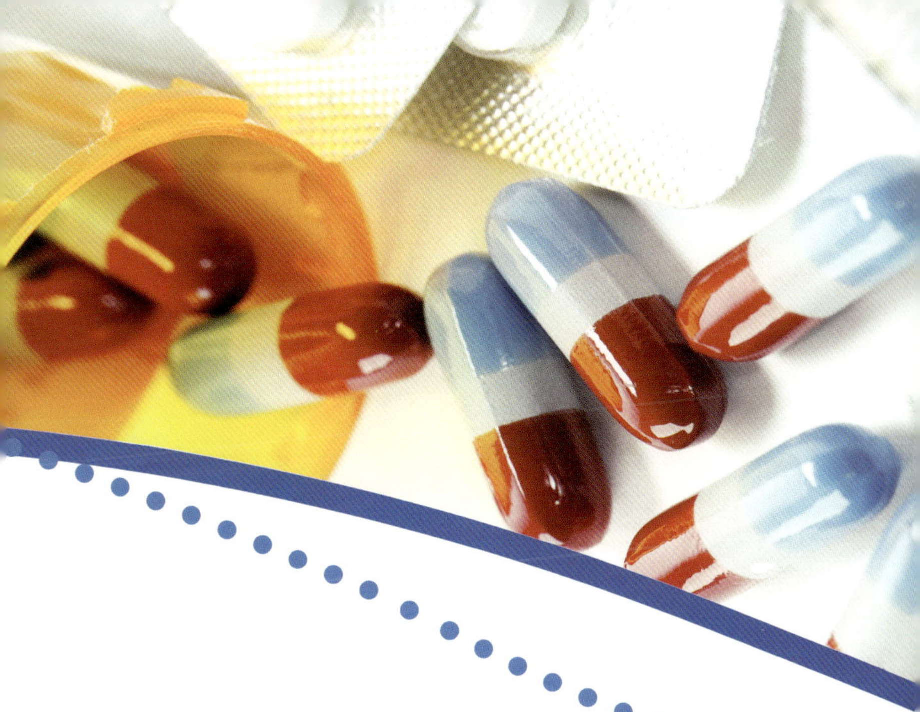

第二部分

中国仿制药产业发展现状

无论是发达国家还是发展中国家，仿制药均是全球各国医药市场中的重要组成部分。对于欧美日等发达国家，虽然在销售金额上仿制药还不及专利药及专利过期原研药；但在使用量方面，除日本外的大多数发达国家中，仿制药市场占有率都在 50% 以上，远超过专利药及专利过期原研药的市场占有率。2017 年美国普享药协会（Association for Accessible Medicines，即原美国仿制药协会 Generic Pharmaceutical Association）发布的一份报告①显示，2016 年仿制药为美国医疗卫生系统节省了 2530 亿美元，2016 年美国超过 39 亿张处方中，仿制药处方量超过 89%，但金额只占全部药品费用的 26%。

中华人民共和国成立以来，我国医药产业整体经历了从无到有、从低端到高端的跨越式发展，仿制药在其中扮演了举足轻重的作用。由于特殊的国情和历

① Generic Drug Access and Savings in the U.S., Association for Accessible Medicines.

史原因，与发达国家不同，我国仿制药无论在销售金额上还是使用量上都远超过专利药及专利过期的原研药，在不同市场终端和治疗领域上的分布也具有自身独有的特点。

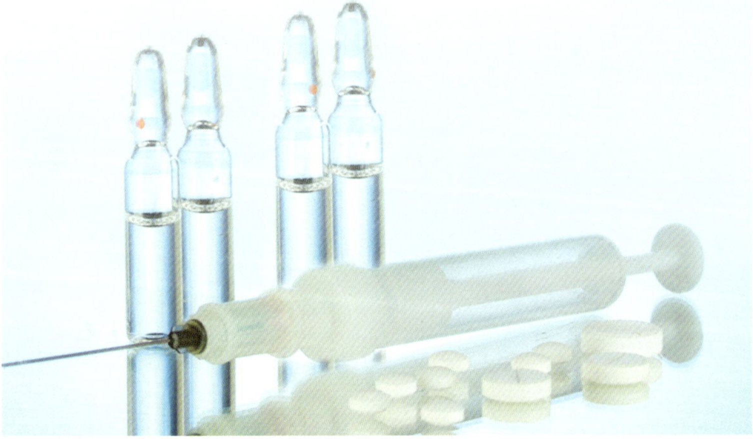

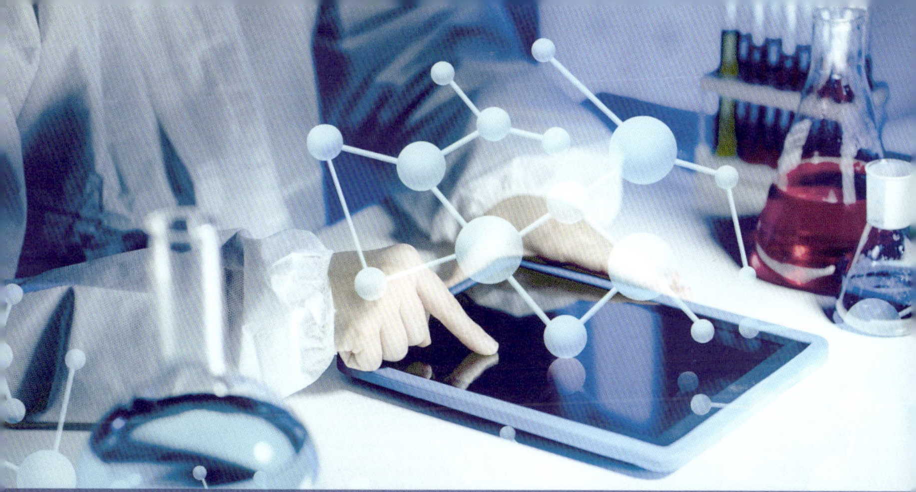

一、市场整体规模

根据中国医药工业信息中心测算，2016 年中国仿制药市场规模[1]约为 9167 亿元，2011~2016 年复合年均增长率（CAGR）约为 11.5%。预计到 2021 年我国仿制药市场规模可达 15887 亿元。

我国药品市场主要由化药制剂、中成药和生物制品三大部分构成。据中国医药工业信息中心测算，我

① 本报告中的中国仿制药市场指中国化学制剂仿制药市场

国仿制药市场规模在整体药品市场和化药制剂市场中的占比均较为稳定，近年来前者维持在60%以上，后者维持在95%左右。

目前我国仿制药市场增长的促进因素与制约因素并存。首先，随着我国临床用药需求不断上升、医保控费力度逐步加强等影响，仿制药市场规模仍将会进一步增长。其次，近年来我国药品市场整体规模增速一直在10%左右低速徘徊，预计未来也不会重现过去高速增长的模式，仿制药作为我国药品市场的重要组成部分也会受到相应的影响。此外，我国制药行业各种监管政策日益完善，特别是针对仿制药质量和疗效的更高要求也促使着行业在艰难中逐步转型升级。

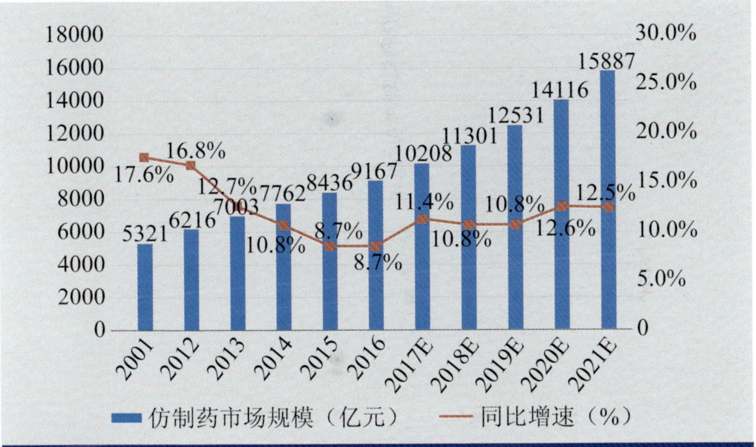

图 2-1　我国仿制药市场规模及增长趋势

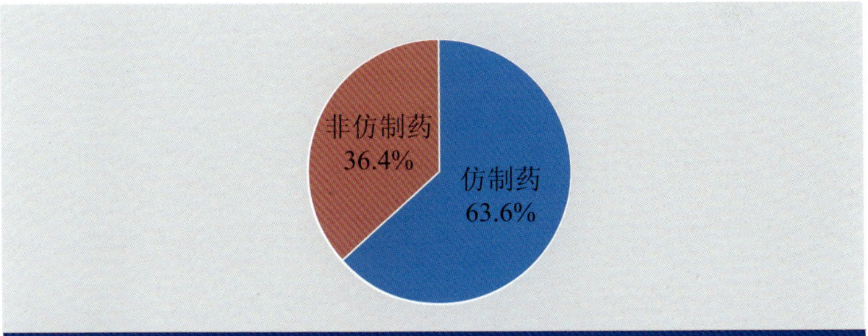

图 2-2　2016 年我国仿制药在整体药品市场规模中的占比情况

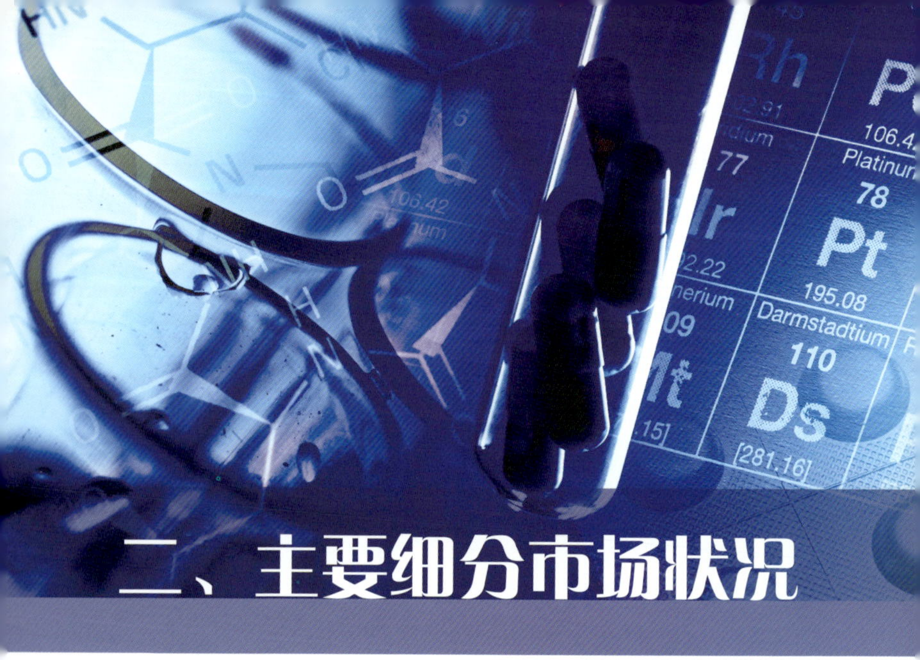

二、主要细分市场状况

1. 终端市场

虽然目前我国基层医疗体系在不断完善，分级诊疗制度在持续推进，民营医院在发展壮大，医药卫生改革步伐也在不断加快。但以公立医院为主的医疗机构仍然是我国仿制药市场的核心主体。

作为我国药品销售第一终端的医院市场中，2016年仿制药占比高达 53.7%，市场规模约为 4922.7 亿元；作为第二终端的药店市场和第三终端的广阔市场 [以基层医疗为主的广阔新兴市场，包括城市社区卫生服务中心（站）、乡镇卫生院等基层医疗机构等]，2016 年仿制药占比分别为 13.6% 和 32.7%，市场规模分别为 1246.7 亿元和 2997.6 亿元。第三终端市场是最具有发展潜力的新兴市场，这主要得益于我国目前医疗改革“强基层”建设和分级诊疗的不断推进，预计未来第三终端仿制药市场占比将逐步提高，而第一终端的仿制药占比将会下降。

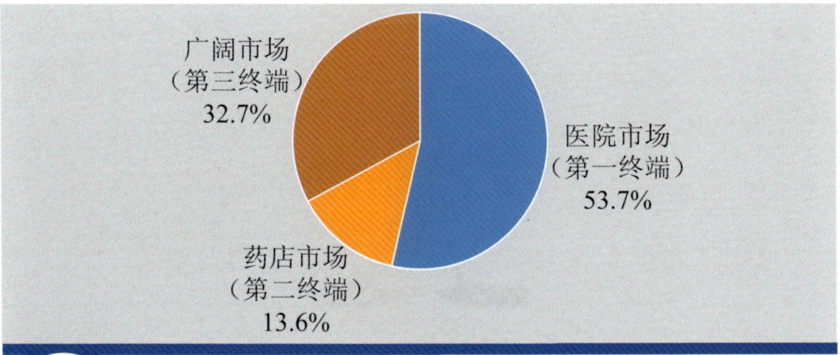

图 2-3　2016 年我国仿制药各终端市场占比情况

2. 治疗领域

全身用抗感染药、心血管系统药物、消化道和新陈代谢药物、中枢神经系统药物、抗肿瘤药及免疫调节剂这五大领域的仿制药，是我国样本医院[1]仿制药市场最重要的组成部分。根据中国医药工业信息中心测算，2016 年我国样本医院仿制药市场中，以上五大治疗领域的市场规模占比分别为 27.3%、15.6%、15.1%、12.5%、9.4%。

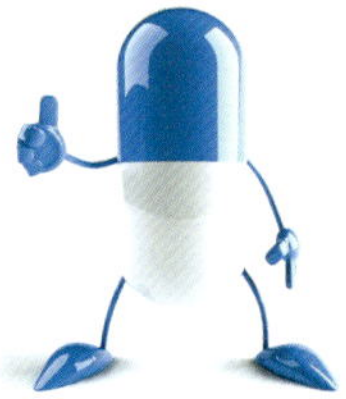

① 样本医院是指中国医药工业信息中心在全国 24 个地区取样的 600 余家入网医院。其中三级医院占 79.3%，二级医院占 19.7%、其他医院占 1.0%。样本医院市场规模以药品最终实际销售价格计算

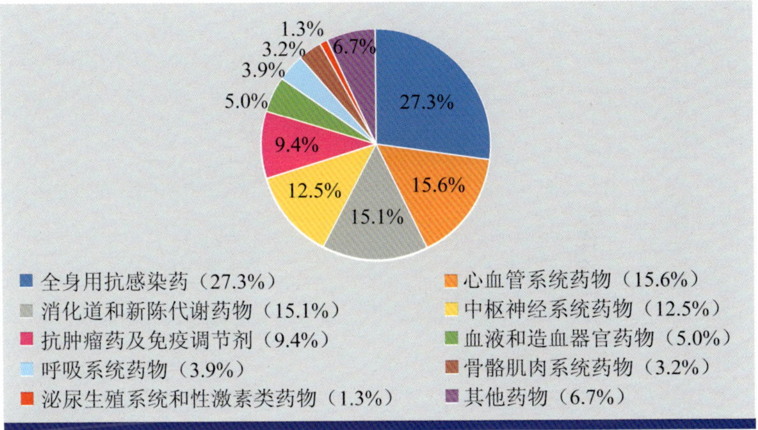

图 2-4　2016 年我国样本医院仿制药各治疗领域药物市场规模占比情况

2016 年我国样本医院中，全身用抗感染药、心血管系统药物、消化道和新陈代谢药物、中枢神经系统药物、抗肿瘤药及免疫调节剂这五大领域的仿制药占本领域整体药物市场规模的比例均达到 60% 以上。其中，中枢神经系统药物领域仿制药市场规模占比高达 87.0%；抗肿瘤药及免疫调节剂仿制药市场规模占比约为 60.7%，在五大领域中占比最低。

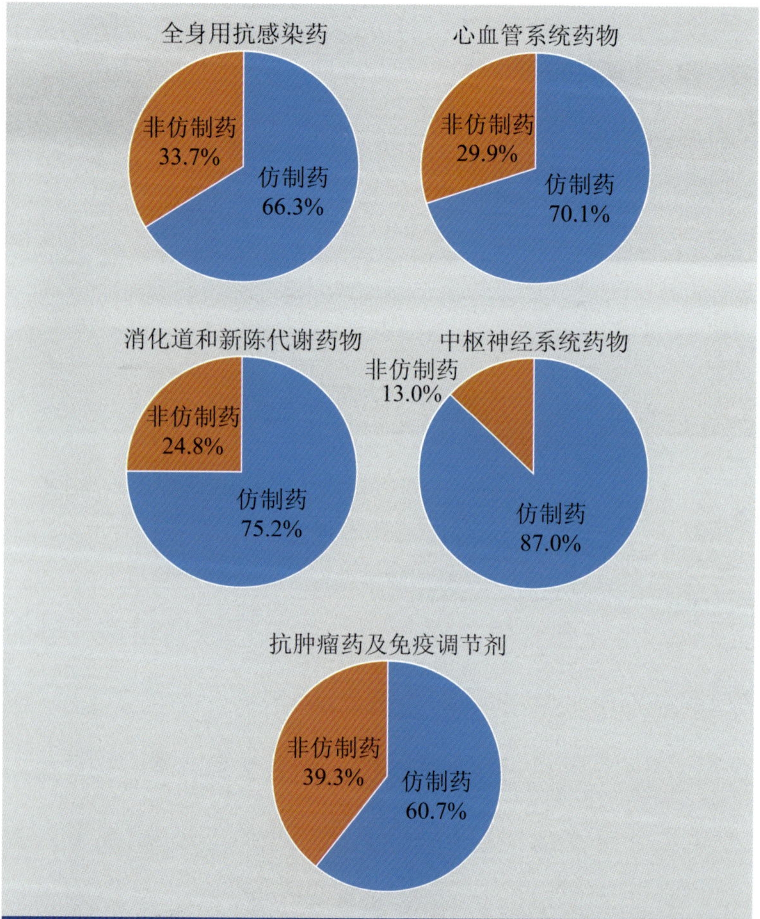

图 2-5　2016 年我国样本医院不同治疗领域仿制药市场规模占比情况

3. 主要领先企业

根据国家食品药品监督管理总局（CFDA）发布的数据，目前我国原料药及药物制剂生产企业超过5000家，主营产品为药物制剂（包括化药制剂、中成药和生物制品）的企业接近4000家，这些企业中除去主营产品为中成药的企业和外资药企，绝大多数本土企业主要从事化药制剂特别是仿制药的生产销售，这也从侧面显示出仿制药在我国医药工业中的重要地位。此外，根据中国医药工业信息中心的统计和分析，2016年度百强企业中有近七成的企业为化药企业，且仿制药业务也是其主营的重要组成部分。本届百强企业累计实现医药工业主营业务收入6809亿元，同比增长11.1%，较我国医药工业平均水平（10.2%）高0.9个百分点，入围百强榜单的最低门槛也进一步提高至24

亿元，百强企业的平均规模正高速扩张，不仅如此，本届百强营收突破 100 亿的大型企业数量已增至 19 家，其中有 13 家企业涵盖仿制药业务（不包括外资企业），这不仅显示出百强企业的集中趋势愈加明显，仿制药产业的集中度也在同步提升。

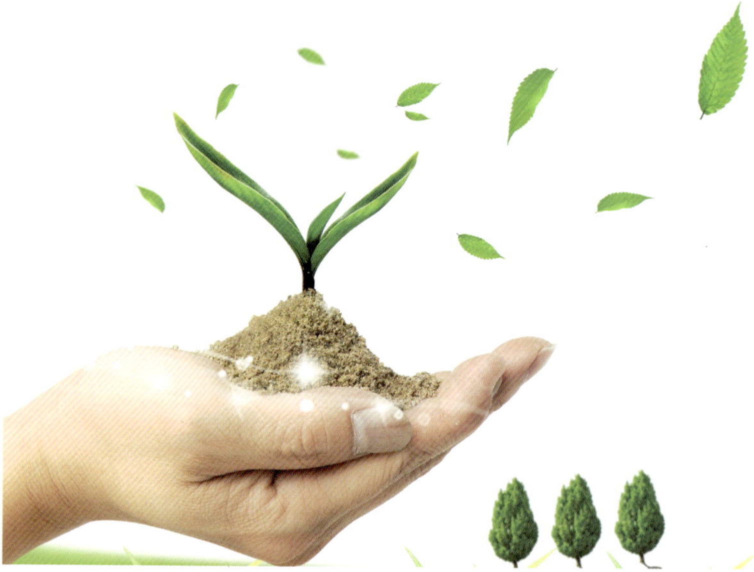

表 2-1　2016 年营收突破 100 亿的含仿制药业务的百强企业

2016年百强排名	企业名称	企业概况
1	扬子江药业集团有限公司	集团重点产品线主要包括心脑血管用药、抗感染药、消化系统用药、抗肿瘤药、解热镇痛药等治疗领域。2014～2016 年蝉联中国医药工业企业百强榜第 1 名。2013 年底，集团 37 个生产车间全部通过新版 GMP 认证，另有 20 多个产品质量达到欧美药典标准
2	广州医药集团有限公司	广州医药集团有限公司是广州市政府授权经营管理国有资产的国有独资公司，主要从事中成药及植物药、化学原料药及制剂、生物医药制剂等领域的研究和开发以及制造与经营业务，而且在医药商贸物流、大健康产业等方面发展迅速

续表

2016年百强排名	企业名称	企业概况
3	修正药业集团股份有限公司	修正药业集团是集中成药、化学制药、生物制药的科研生产营销、药品连锁经营、中药材标准栽培于一体的大型现代化民营制药企业。修正药业拥有两个总公司、“修正、通药、斯达舒”三个国家级驰名商标和14个销售平台的发展格局，自2000年起，连续10年在吉林省医药企业综合排名中位居榜首，2004年起在全国中药企业利润排第一名，销售额和利润居中国医药行业十强
4	中国医药集团总公司	中国规模最大、产业链最全的医药健康产业集团。以预防治疗和诊断护理等健康相关产品的分销、零售、研发及生产为主业。旗下拥有10家全资或控股子公司以及国药控股、国药股份、国药一致、天坛生物、现代制药、中国中药6家上市公司

续表

2016年百强排名	企业名称	企业概况
5	华润医药控股有限公司	华润医药控股是华润医药集团有限公司子公司。华润医药集团是集医药、保健产品研发、制造和流通为一体的企业集团，是华润（集团）有限公司旗下战略业务单元。华润医药旗下拥有华润医药商业集团有限公司、华润三九医药股份有限公司、华润双鹤药业股份有限公司、东阿阿胶股份有限公司、华润紫竹药业有限公司等企业
6	上海医药(集团)有限公司	上海医药集团股份有限公司主营业务覆盖医药研发与制造、分销与零售，是中国为数不多的在医药产品和分销市场方面均居领先地位的医药上市公司之一，致力于为重大疾病和慢性病提供安全有效的治疗药物；并且拥有信谊、新先锋、雷氏、神象、华联、三维、龙虎等一批历史悠久、享誉全国的品牌商标

续表

2016年百强排名	企业名称	企业概况
8	齐鲁制药有限公司	齐鲁制药有限公司主要从事治疗肿瘤、心脑血管、感染、精神神经系统、呼吸系统、消化系统、眼科疾病的制剂及其原料药的研制、生产与销售。公司已成功研制了多个国家级新药。原料药及多种制剂通过了美国、欧盟、澳大利亚、英国、南非以及其他国家和地区药品监管机构的认证
12	上海复星医药（集团）股份有限公司	复星医药覆盖研发、医药制造、医学诊断与医疗器械、医药分销和零售以及医疗服务等医药健康产业链的多个重要环节。旗下拥有江苏万邦生化医药、重庆药友制药、沈阳红旗制药、桂林南药、湖北新生源生物工程、锦州奥鸿药业等多个子公司，专注于心血管系统、抗肿瘤、中枢神经系统、血液系统、代谢及消化系统及抗感染等治疗领域。复星医药集团的抗疟药物在全球市场也处于领先地位

续表

2016年百强排名	企业名称	企业概况
13	中国远大集团有限责任公司	中国远大集团主营业务涵盖医药健康、贸易产业等产业领域。医药健康产业是中国远大集团的重要产业之一，主要业务涵盖化学制药、生物制药、中成药、医药商业等各领域。旗下子公司包括华东医药股份有限公司、远大医药（中国）有限公司、雷允上药业集团公司、远大蜀阳药业、远大诺康生物等多家子公司
15	石药控股集团有限公司	石药集团拥有原料药、成药、创新药、抗肿瘤药、医药商业和大健康六大业务板块，主要从事医药及相关产品的开发、生产和销售，产品主要包括抗生素、维生素、心脑血管、解热镇痛、消化系统用药、抗肿瘤用药和中成药等七大系列近千个品种。石药集团有维生药业、中诺药业、欧意药业、恩必普药业、银湖制药等 30 余家下属公司

续表

2016年百强排名	企业名称	企业概况
16	正大天晴药业集团股份有限公司	正大天晴药业是国内最大的肝健康药物研发和生产基地之一。近几年，其肝病用药在国内医院市场占有率一直维持在20%以上，异甘草酸镁注射液（天晴甘美）和恩替卡韦分散片（润众）是其最重要的两个产品。除肝病领域，正大天晴药业也涉及抗肿瘤领域、呼吸、抗生素、内分泌等多个领域，也将是企业未来发展的重点方向
17	江苏恒瑞医药股份有限公司	江苏恒瑞医药股份有限公司是集科研、生产和销售为一体的大型医药上市企业，是目前国内最大的抗肿瘤药物的研究和生产基地之一，公司致力于在抗肿瘤药、手术用药、内分泌治疗药、心血管药及抗感染药等领域的创新发展，并逐步形成品牌优势，其中抗肿瘤药销售已连续7年在国内排名第一，市场份额达12%以上，手术用药销售也名列行业前茅，另有4个原料药通过美国FDA认证

续表

2016年百强排名	企业名称	企业概况
19	天津市医药集团有限公司	天津医药集团以化学与生物制药、绿色中药、高端医疗器械、现代商业物流四大板块为主体，科研、生产、商业销售一体化运作，在产产品1300余种，拥有100多家控股或参股企业以及中新药业、天药股份、力生制药三家上市公司，并与多家跨国制药集团合作，组建合资企业10余家

数据来源：工业和信息化部，中国医药工业信息中心，2016年《中国医药统计年报》

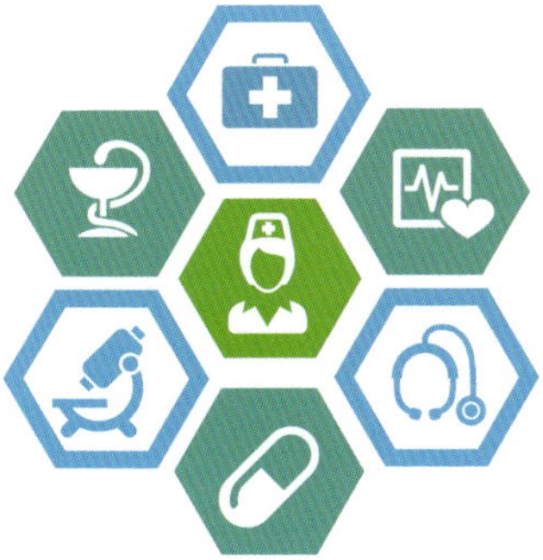

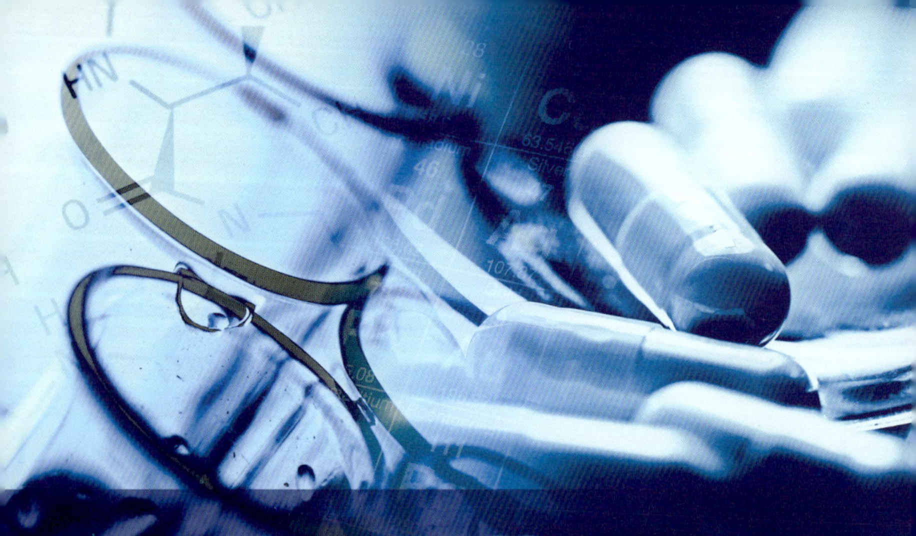

三、仿制药一致性评价进展

1. 政策推动

2015 年 8 月，国务院印发《关于改革药品医疗器械审评审批制度的意见》，将“提高仿制药质量，加快仿制药质量一致性评价，力争 2018 年底前完成国家基本药物口服制剂与参比制剂质量一致性评价”作为改革药品审评审批制度的五大目标之一，标志着我国仿制药一致性评价工作在国家层面正式拉开了序幕。仿制药一致性评价工作的核心目标是全面提升仿制药质量水平，提高市场集中度，实现国产仿制药对进口原研药的临床替代。开展仿制药一致性评价工作，对提升我国仿制药以及制药行业整体水平、保障药品安全性和有效性、促进医药产业升级和结构调整、增强国际竞争能力都具有十分重要及深远的影响。

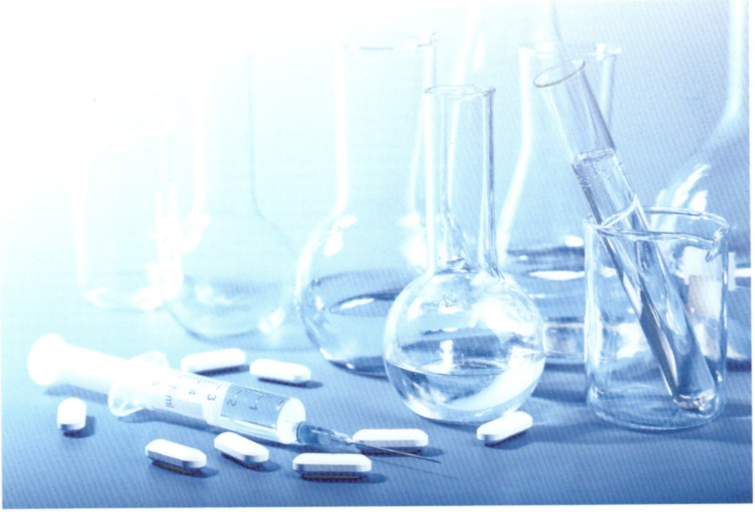

表 2-2　国务院和中共中央办公厅发布的有关仿制药一致性评价相关重要文件

2015年8月	● 国务院印发《关于改革药品医疗器械审评审批制度的意见》，将“提高仿制药质量，加快仿制药质量一致性评价，力争2018年底前完成国家基本药物口服制剂与参比制剂质量一致性评价”作为改革药品审评审批制度的五大目标之一
2016年3月	● 国务院发布《关于开展仿制药质量和疗效一致性评价的意见》，标志着一致性评价工作全面开启。该意见再次明确了评价对象和时限，要求化学药品新注册分类实施前批准上市的仿制药，凡未按照与原研药品质量和疗效一致原则审批的，均须开展一致性评价。国家基本药物目录（2012年版）中2007年10月1日前批准上市的化学药品仿制药口服固体制剂，应在2018年底前完成一致性评价
2017年10月	● 中共中央办公厅和国务院办公厅联合印发《关于深化审评审批制度改革鼓励药品医疗器械创新的意见》，再次重申要加快推进仿制药质量和疗效一致性评价

自 2016 年 11 月至 2017 年 12 月，国家食品药品监督管理总局（简称 CFDA）先后发布关于仿制药质量和疗效一致性评价的相关技术指南和指导意见通知 19 个，从参比制剂选择、评价工作一般考虑、生物等效性、临床有效性、研制现场核查、申报和受理审查以及抽样与复核均有涉及，其中参比制剂选择指导意见 2 个、改规格药品（口服固体制剂）评价一般考虑技术指南 3 个、临床有效性试验一般考虑 1 个、生物等效性试验指南和技术指导原则 3 个、研制现场核查指导原则 4 个、技术文档申报指导原则 1 个、受理审查指南 3 个、品种检查或抽样和复核技术指南各 1 个。

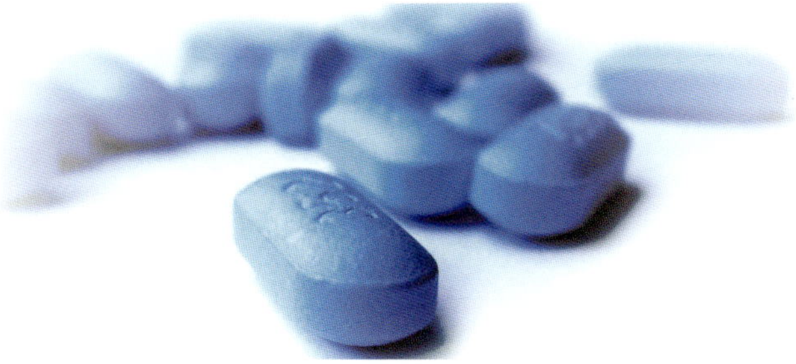

表 2-3　CFDA 发布仿制药质量和疗效一致性评价指导意见和技术指南

序号	发布文件	发布日期
1	关于进一步规范仿制药质量和疗效一致性评价参比制剂选择等相关事宜的指导意见（征求意见稿）	2016/11/29
2	仿制药质量和疗效一致性评价临床有效性试验一般考虑（2017 年第 18 号）	2017/02/07
3	总局关于发布仿制药质量和疗效一致性评价工作中改规格药品（口服固体制剂）评价一般考虑等 3 个技术指南的通告（2017 年第 27 号） ① 仿制药质量和疗效一致性评价工作中改规格药品（口服固体制剂）评价一般考虑 ② 仿制药质量和疗效一致性评价工作中改剂型药品（口服固体制剂）评价一般考虑 ③ 仿制药质量和疗效一致性评价工作中改盐基药品评价一般考虑	2017/02/17

续表

序号	发布文件	发布日期
4	总局关于发布仿制药质量和疗效一致性评价品种分类指导意见的通告（2017年第49号）	2017/04/05
5	化学仿制药口服固体制剂一致性评价复核检验技术指南（征求意见稿）	2017/04/28
6	关于胃肠道局部作用药物、电解质平衡用药仿制药质量和疗效一致性评价及特殊药品生物等效性试验申请有关事宜的意见（征求意见稿）	2017/05/18
7	总局关于发布仿制药质量和疗效一致性评价研制现场核查指导原则等4个指导原则的通告（2017年第77号） ① 仿制药质量和疗效一致性评价研制现场核查指导原则 ② 仿制药质量和疗效一致性评价生产现场检查指导原则 ③ 仿制药质量和疗效一致性评价临床试验数据核查指导原则 ④ 仿制药质量和疗效一致性评价有因检查指导原则	2017/05/18

续表

序号	发布文件	发布日期
8	药品审评中心关于征求《药品电子通用技术文档结构（征求意见稿）》和《化学仿制药电子通用技术文档申报指导原则（征求意见稿）》意见的通知	2017/05/30
9	已发布参比制剂有关事宜说明	2017/08/18
10	关于企业开展289目录内仿制药质量和疗效一致性评价基本情况信息	2017/08/21
11	关于仿制药质量和疗效一致性评价工作有关事项的公告（2017年第100号）	2017/08/25
12	关于发布《仿制药质量和疗效一致性评价受理审查指南（需一致性评价品种）》《仿制药质量和疗效一致性评价受理审查指南（境内共线生产并在欧美日上市品种）》的通告（2017年第148号） ① 仿制药质量和疗效一致性评价受理审查指南（需一致性评价品种） ② 仿制药质量和疗效一致性评价受理审查指南（境内共线生产并在欧美日上市品种） ③ 仿制药质量和疗效一致性评价相关单据	2017/09/05

续表

序号	发布文件	发布日期
13	国家食品药品监督管理总局 国家卫生和计划生育委员会关于药物临床试验机构开展人体生物等效性试验的公告（2017年第119号）	2017/10/13
14	药品审评中心关于再次征求《药品电子通用技术文档结构》和《化学仿制药电子通用技术文档申报指导原则》意见的通知	2017/10/17
15	药品审评中心关于做好仿制药一致性评价品种检查或抽样准备工作的通知	2017/11/28
16	药品审评中心关于含有聚乙二醇4000等相关仿制药适用豁免临床试验的通知	2017/12/18
17	药品审评中心关于公开征求《已上市化学仿制药（注射剂）一致性评价技术要求》意见的通知	2017/12/22

2017年是仿制药质量和疗效一致性评价工作多方共同努力初见成效的一年，企业已从观望转为开展相关准备和研究工作，行业协会在相关政策和技术文件

意见征求方面发挥了积极作用，CFDA 相关部门努力精进，及时发布了系列工作流程、指南和技术指导原则等配套文件，为仿制药一致性评价的顺利进行奠定了坚实的政策基础。

仿制药一致性评价标识

CFDA 在 2017 年 8 月发布的《关于仿制药质量和疗效一致性评价工作有关事项的公告（2017 年第 100 号）》中明确指出，“综合审评通过的，由国家食品药品监督管理总局药品审评中心核发批准证明文件，发布公告，收录入《中国上市药品目录集》，允许其使用‘通过一致性评价’标识，享有通过一致性评价的相关政策”，通过一致性评价的药品在药品标签、说明书中使用“通过一致性评价”标识（图 2-6），有利于提升产品的品牌价值，在与原研药品或其他企业同类产品展开的竞争中拥有价格和质量的双重优势。

图 2-6　“通过一致性评价”标识

该公告还指出，“同品种药品通过一致性评价的生产企业达到3家以上的，在药品集中采购等方面不再选用未通过一致性评价的品种”。享受在药品招标定价方面的政策红利是企业积极开展一致性评价的主要动力之一。首先，在药品招标中，通过一致性评价的品种在按质量进行竞价分组时将占有一定优势，能够避开未通过一致性评价的普通品种，避免低价竞争；其次，广东、江苏、广西等地区在药品招标政策中相继出现细则支持一致性评价，降低原研药质量层次或将仿制药一致性评价药品、首仿药、规模企业药品、欧美日上市销售等药品与原研药列入同一质量层次，将对原研药品产生冲击，上海市已将 17 个通过一致性评价的品种直接挂网采购。另外，医院（特别是公立医院）市场是我国仿制药销售的主要终端，2016 年医院终端仿制药市场占比接近 54%，随着未来将有更多省市的省招标、医院采购都将向通过一致性评价的药品倾斜，通过一致性评价的品种将有更大的机会抢占公立医疗机构的市场空间。

2. 企业进展

目前我国仿制药一致性评价工作已取得阶段性成果，受理的仿制药一致性评价品种70个，2017年12月CFDA发布了首批17个通过仿制药质量和疗效一致性评价品种规格目录，另外还有30多个品规发布。CFDA统计数据[①]还显示，截至2018年1月2日，一致性评价BE备案共计309条，属于基药目录内的182条，共计124家企业73个品种，目录外的127条，共计84家企业77个品种；参比制剂备案共计6028条，其中，基药目录中品种为3141条，目录外品种2887条。标志着仿制药一致性评价工作已实际落地并迈出了坚实步伐。

首批通过仿制药一致性评价的品规药品（表2-4），

① 全面提升仿制药质量和疗效首批17个品规通过一致性评价，CFDA

共涉及 13 个品种、7 家企业。其中，浙江华海药业收获颇丰，共有 9 个品规、6 个品种通过；其次是海正辉瑞制药，共有 3 个品规、1 个品种通过。

表 2-4　我国首批通过仿制药质量和疗效一致性评价品种信息

序号	品种名称	规格	剂型	企业	是否 289 基药目录
1	硫酸氢氯吡格雷片	75mg	片剂	深圳信立泰药业股份有限公司	是
2	盐酸帕罗西汀片	20mg	片剂	浙江华海药业股份有限公司	是
3	头孢呋辛酯片	250mg	片剂	国药集团致君（深圳）制药有限公司	是
4	利培酮片	1mg	片剂	浙江华海药业股份有限公司	是
5	吉非替尼片	0.25g	片剂	齐鲁制药（海南）有限公司	否

续表

序号	品种名称	规格	剂型	企业	是否289基药目录
6	福辛普利钠片	10mg	片剂	浙江华海药业股份有限公司	否
7	厄贝沙坦氢氯噻嗪片	厄贝沙坦150mg/氢氯噻嗪12.5mg	片剂	浙江华海药业股份有限公司	否
8	瑞舒伐他汀钙片	10mg	片剂	南京正大天晴制药有限公司	否
9	厄贝沙坦片	75mg	片剂	浙江华海药业股份有限公司	否
10	厄贝沙坦片	75mg	片剂	海正辉瑞制药有限公司	否
11	厄贝沙坦片	150mg	片剂	海正辉瑞制药有限公司	否
12	厄贝沙坦片	300mg	片剂	海正辉瑞制药有限公司	否
13	赖诺普利片	5mg	片剂	浙江华海药业股份有限公司	否

续表

序号	品种名称	规格	剂型	企业	是否 289 基药目录
14	赖诺普利片	10mg	片剂	浙江华海药业股份有限公司	否
15	富马酸替诺福韦二吡呋酯片	300mg	片剂	成都倍特药业有限公司	否
16	氯沙坦钾片	50mg	片剂	浙江华海药业股份有限公司	否
17	氯沙坦钾片	100mg	片剂	浙江华海药业股份有限公司	否

数据来源：CFDA

目前首批已通过一致性评价的 13 个品种（17 个品规）中，仅有 4 个品种（4 个品规）属于需在 2018 年底之前通过一致性评价的 289 个基药目录药品，非 289 个基药目录中有 9 个品种（13 个品规）。CFDA 统计数据[1]同时也显示，截至 2017 年 5 月，289 目录中相

① 关于企业开展 289 目录内仿制药质量和疗效一致性评价基本情况信息，CFDA

关文号的企业，明确表示放弃一致性评价的企业数占39%，表示不放弃的企业数占57%，但实际已开展一致性评价的企业数仅占26%，很多企业暂时选择不放弃但未开展评价。通过对企业的深入访谈发现，由于289个基药目录药品以价格低廉、市场竞争激烈的普药为主，大多数企业开展一致性评价的积极性并不高。从目前进度分析，289目录品种的一致性评价工作要在2018年底完成很有挑战。但已通过的4个289目录品种（硫酸氢氯吡格雷片，深圳信立泰药业；盐酸帕罗西汀片，浙江华海药业；头孢呋辛酯片，国药集团深圳致君制药；利培酮片，浙江华海药业）则显示出相关企业主动申请、积极利用一致性评价实现产品的差异化竞争优势的趋势，预计未来这类市场规模大，过去竞争激烈，能体现差异化竞争潜力的品种会有越来越多企业选择开展并通过一致性评价。与此同时，我们也看到企业通过一致性评价已不再将目光局限于需要在 2018 年底完成评价的 289 品种，更多的企业是从产品价值出发，优先开展自己的核心品种、优势品种，利用一致性评价的契机，实现转型升级。

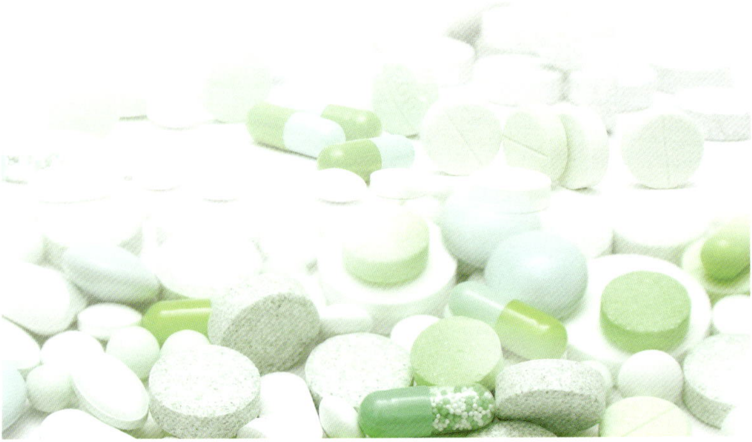

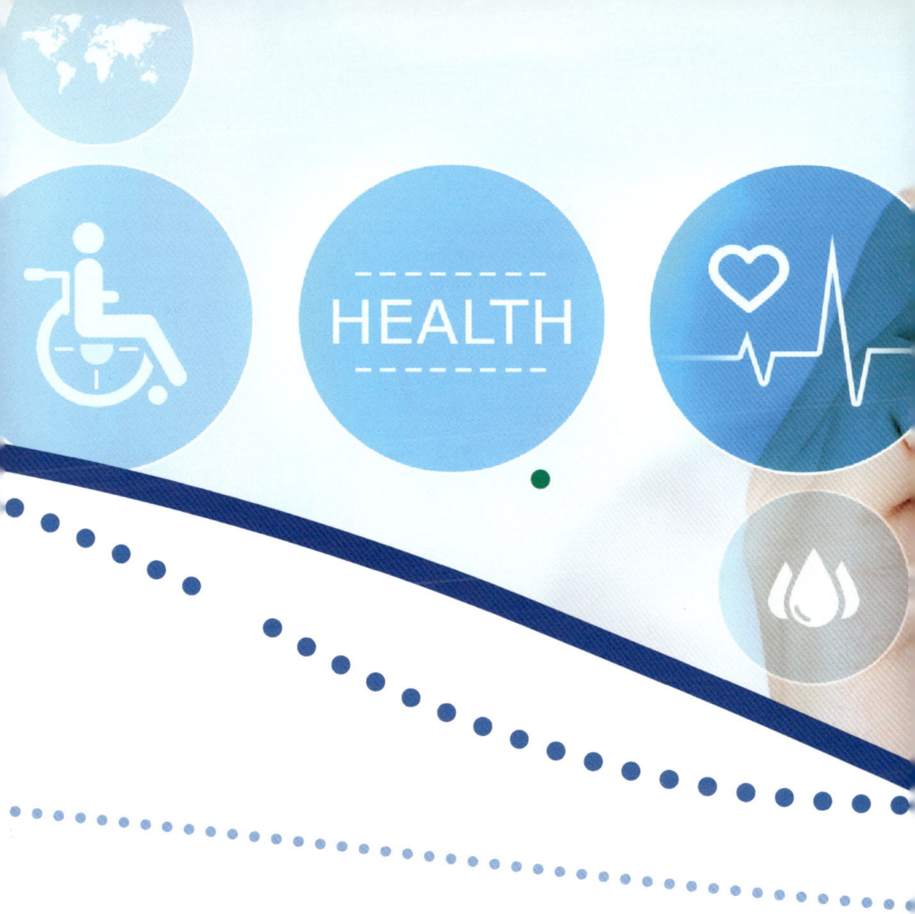

第三部分

中国仿制药产业发展热点问题

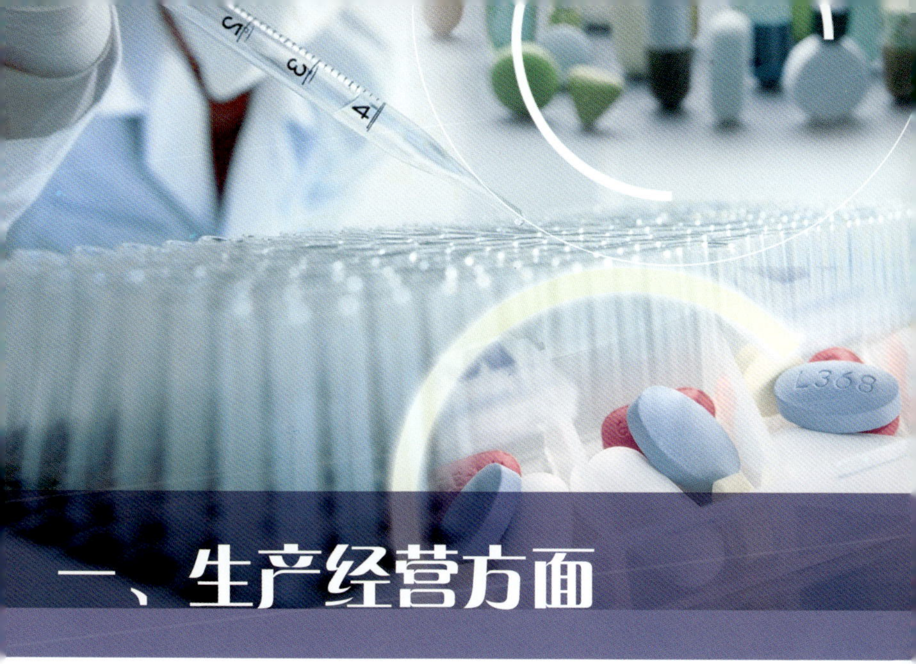

一、生产经营方面

热点问题 1：廉价仿制药短缺

国家药品供应保障综合管理信息平台显示，2016 年 5 月至 2017 年 10 月期间共出现短缺化学药品 623 种，其中 163 种为国家发改委定价范围内的廉价药品（2014 版），占比达 26.2%。早在 2010 年，政协委员戴秀英在关于“尽快解决市场上廉价药品短缺”的提案中援引的一份对12个城市42家三甲医院临床用药调查，指出“在500多种国家和地方增补的基药（含中成药）中，短缺药品达342种，比重较高的为廉价药。短缺药的价格分析表明，211种药的价格大部分在30元以下，其中130种药在10元以下，占到61.6%。而10元以下的短缺药中，5元以下的药品占了69%，3元以下的占42%”。廉价仿制药短缺现象已经引起了政府的高度重视和社会各界的广泛关注。

就现状来看，造成我国廉价仿制药出现短缺现象的主要原因有两方面，首先，招标采购唯低价中标，造成很多药品中标价格过低，企业利润空间不断压缩甚至低于成本，只能选择废标、弃标。其次，企业间的恶性竞争严重。我国制药企业同类产品重复生产现象相当普遍，企业之间恶性竞争严重，长期的价格战使廉价仿制药中标价格一降再降，导致企业即使勉强中标，后续供应也难以保障。

要从根本上缓解廉价仿制药短缺问题，政府的作用尤为关键。2017 年 6 月由国家卫计委发布《关于改革完善短缺药品供应保障机制的实施意见》国卫药政发〔2017〕37 号（以下简称《意见》），明确表示要改革完善短缺药品供应保障机制，更好地满足人民健康和临床合理用药需求。《意见》按照“分级应对、分类管理、会商联动、保障供应”的原则，借鉴国际有益做法和经验，主要有 4 个方面体制机制创新，概括起来为“1+1+1+6”，具体是：“一个会商联动机制”国家和省两级建立 9 部门会商联动工作机制，评估短缺药品供应保障能力，研究完善重大政策制度，统筹解决短缺问题。“一个清单”，建立国家、省两级短缺药品清单管理制度，开展清单内药品临床综合评价，实现动态管理。“一个平台”，建设全国短缺药品多源信息采集和供应业务协同应用平台，充分运用现代信息技术工具，逐步实现短缺药品信息监测全覆盖，根据短缺程度和范围，实现动态监测、精准及时应对。“六类精准措施”，区分不同情况，通过实施定点生产、协调应急生产和进口、加强供需对接和协商调剂、完善短缺药品储备、打击违法违规行为、健全短缺药保障政策。

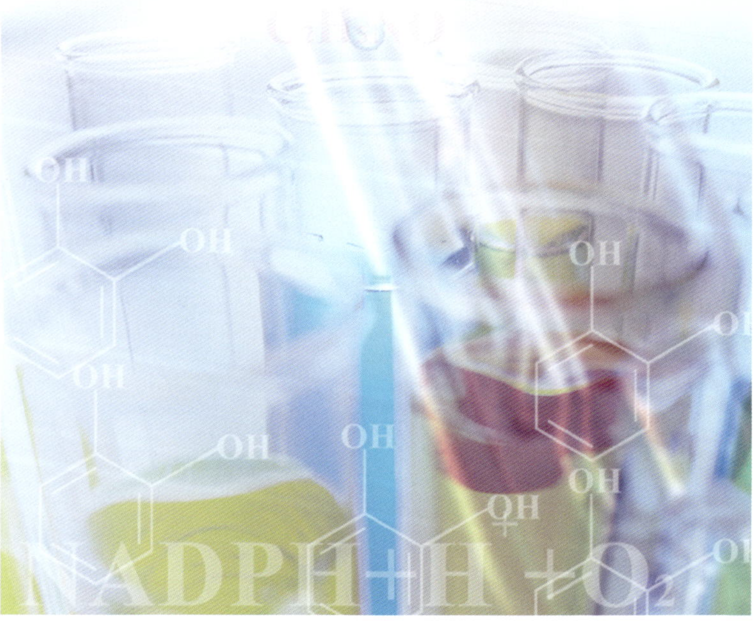

热点问题 2：儿童用药与罕见病药市场短缺

儿童用药一般是指 14 岁以下未成年人使用的专用药品（联合国《儿童权利公约》和我国未成年人保护法中指的是 18 岁以下）。儿童不是缩小版的成人，作为特殊的用药群体，他们有自己独特的生理特点。不同时期儿童对药物的吸收、分布、代谢和排泄能力都不同，不能简单按体重、年龄或体表面积来换算，需要根据不同时期儿童的特点和具体病情确定治疗方案。

目前，我国儿童用药短缺问题十分严重。儿童用药的研发难度大，特别是开展儿童用药的临床研究十分困难，研发儿童药所用资金成本几乎是成人药物的两倍。儿童药品研究资料缺乏，不仅阻碍了儿童药品的研发，也阻碍了临床合理应用。来自北京首都儿科研究所的数据表明，90% 的药品没有适合儿童的专用剂型。儿童用药生产表现为小批量、多规格，工艺相对复杂，生产成本较高，利润较低，全国 6000 多个药厂中，专门生产儿童用药的仅有 10 余家，涉及生产儿童药品（通用名中明确说明是儿童用药）的厂家只有 1000 多家，其中 600 多家生产儿童专用化学药，900 多家生产儿童专用中成药。在国内近 18 万个药物生产批文中，专用于儿童的药品批文只有 3000 多个，涉及品种 400 多个。而在这 400 多个品种中，剂型以颗粒剂和口服液为主，其他适用于儿童的新剂型很少，并且有八成多是以感冒药为主的中成药，用于治疗其他疾病的儿童用药非常缺乏。

国家卫计委等六部门联合发布了《关于保障儿童用药的若干意见》，鼓励儿童药物研发、生产和使用。在药物审评审批方面，采取了对儿童药物注册申请加快审评等新举措。但由于儿童用药研发难度大、成本高，相关政策实施细则不配套和落实不到位等原因，改变我国儿童用药短缺的问题仍然面临巨大的挑战。

罕见病是指那些发病率极低的疾病，是相对常见病而提出的一大类疾病的统称。据统计，目前世界范围内已确认的罕见病有7000余种，大部分罕见病患者病情严重，致残、致死率很高。虽然罕见病单病种的发病率低，但由于涉及的病种多，患者总人数十分庞大，是一个不可忽视的患者群体。目前在我国还没有明确的罕见病定义，参考国外罕见病的发病率估计，目前我国罕见病患者至少为2000万人以上。罕见病大多是遗传性疾病，患者从出生就受疾病折磨，对患者及其家庭是一个沉重的经济和心理负担，已经是一个不容忽视的社会问题。罕见病药物由于市场容量小、研发投入大、风险高，导致医药企业对于罕见病药物的研发、生产缺乏动力，造成了罕见病治疗药物上市品种有限，而且往往价格极高。国内大部分罕见病治疗药物没有供应，许多患者用药只能依靠代购维系生命，或者放弃治疗。个别有进口的药物价格也非常昂贵，例如进口戈谢病治疗药物年花费约 200 万，进口的治疗苯丙酮尿症的药物每年用药高达近 20 万元，许多患者难以承担高昂的药费。

罕见病治疗药物可及性问题已经受到社会各界高度关注，很多国家和地区从 20 世纪早期就开始开展鼓励罕见病药物的研究和立法等相关工作，并取得了很大进展。尤其是近年来，随着各国政府在罕见病药物研发、审批、医保报销等方面各项鼓励措施的推进以及生物医学科学技术的进步，罕见病药物研发进入了一个高速发展时期，近年来欧美等发达国家罕见病药物的上市数量达到新药上市总量的 30% 左右，罕见病药物的可及性得到了大幅度提高，充分体现了科技进步和社会发展对罕见病患者治疗的重大促进作用。我国罕见病用药的可及性问题依然严峻，继续多方努力，明确罕见病定义，医保报销范畴，促进研发，加快审批和上市，切实解决我国罕见病药物临床用药短缺问题。

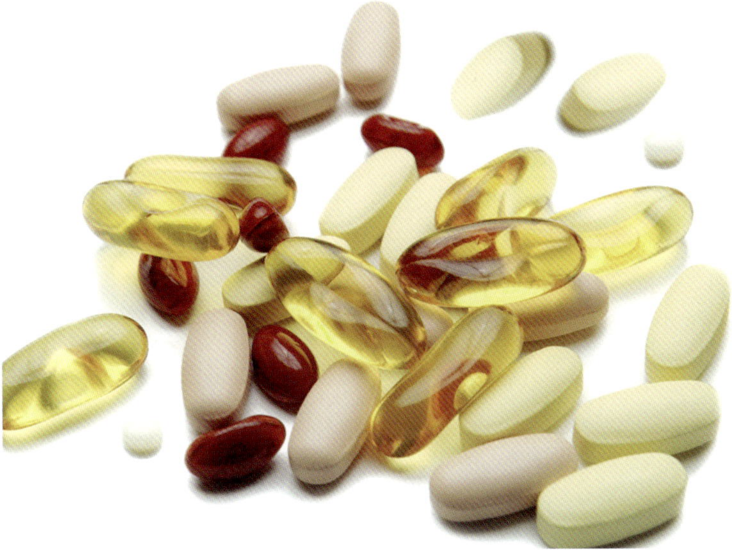

热点问题3：仿制药企业主动歇业

据统计，从2017年1月1日至11月16日，全国共有36家原料药或制剂企业主动申请注销生产许可证，以天津和四川两省市最多，分别达13家和11家。同期原料药或制剂经营企业主动申请注销经营许可证达133家，其中安徽、重庆、福建三省市最多，均达到20家以上（安徽30家、重庆26家、福建20家）。除以主动申请注销生产许可证和经营许可证的方式离开市场外，还有大量企业通过注销药品生产批号、停业歇业等方式从行业退隐。近年来严格审评审批、新版GMP颁布、仿制药一致性评价、两票制等政策逐步落地实施，增加了企业运营成本，国内医药行业，尤其是仿制药相关行业重新洗牌，强者恒强的集中格局加速形成，规模小、竞争力不足的仿制药生产和经营企业逐渐歇业或退出市场。

2017 年 CFDA 围绕提高药品质量、改善药物研发生态、加快创新药物审评审批进行了一系列改革，同时前两年的相关政策也深入和落地执行，对市场产生了深远的影响，国内医药行业出现转型升级的迹象。虽然规模化变革还需要时间，但这场大规模的质量淘汰已成趋势，质量低下、能力弱小的企业要么艰难转型，要么寻求并购。新形势下，依靠低质低价、野蛮渠道关系生存的旧法则将很快成为历史，取而代之的是高质量、规范化和专业化的新秩序。

随着各大制药企业通过一致性评价的品规增多，未来将有更多无力通过一致性评价的生产企业被逐出仿制药市场；全面深化实施的两票制，甚至一票制将迫使更多的药品经营企业退出市场。在新局面形成之前，仿制药生产和经营企业大量出局及兼并重组将是未来几年的主要发展态势。

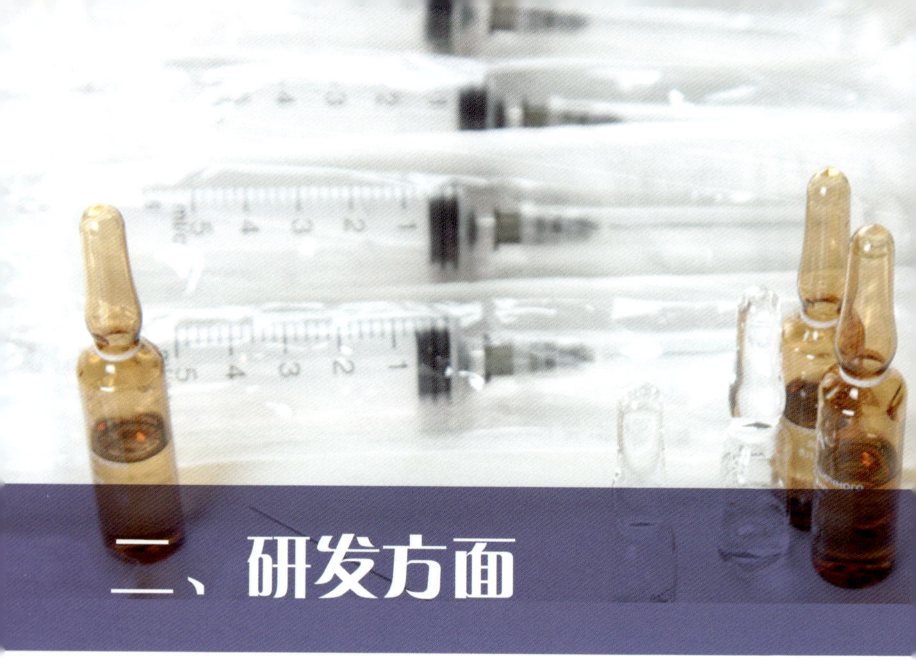

二、研发方面

热点问题 4：一致性评价品种筛选

随着仿制药一致性评价工作的持续推进，品种筛选成为所有仿制药企业面临的一道难题。筛选决策的挑战主要来自一致性评价的高昂成本投入与将来难以预测的回报之间的矛盾。在不考虑相关资源短缺的情况下，从各机构对药学一致性评价、BE 等项目的报价上来看，开展单一品种一致性评价的综合成本平均在500万元以上，相对于我国大多数医药企业的净利润而言，资金投入较大。

随着第一批通过一致性评价的品规及企业的公示，一致性评价工作已有阶段性进展，但不少企业在品种筛选方面仍存在误区。主要是观念上没有把一致性评价与公司长远发展战略相结合，仅把其当作眼前必须迈过的一道关坎。在审评审批标准提升、参比制剂选择困惑、工艺变更程序复杂等高技术难度的情形下，不少研发和注册部门只能挑最容易通过的品种；而在产品众多、外部竞争形势不确定等牵扯市场要素繁多的复杂环境中，很多市场部门也只能简单地选择市场规模大的品种，这两类做法均不理想。

一致性评价品种筛选决策的本质是让企业从战略层面出发，测算不同品种未来经营的预期投入和对应回报，多方面综合比较分析，这与新药立项、新市场开发决策分析类似，甚至可预见性更高，对公司未来发展的影响更大。整个过程需要不同部门协同参与，进行精细化测算，这也许是之前仿制药，尤其是289个基药品种相关经营过程中较少涉及的新内容。

在众多的品种筛选标准中，我们建议主要归纳为三个方面：品种市场前景、企业自身特点及品种相关政策。品种的市场前景需要基于对其临床价值、市场价值做出客观分析判断。国际上很多国家（如德国、法国等）非常关注药物的临床价值，将其作为药品相关决策的重要依据，包括药品的定价、医保目录的遴选、临床用药指南的制定等。我国在借鉴他国经验的基础上，也在构建和完善自己的药品临床价值的评判指标体系，未来将在品种评价方面具有重要的参照价值。随着人口老龄化、疾病谱的改变，药品及治疗手段的更新换代，品种的市场价值也在发生变化，在心血管、肿瘤、慢病等重点治疗领域，用药需求量将持续增大。在决定是否进行一致性评价时应重点评测品种的市场价值，患者人群是否增多，品种未来是否在临床上有较大需求量，有没有更新一代产品，是否会很快被替换淘汰等都是重点考虑的方面。企业自身特点需与竞争对手综合比较，并结合企业的发展战略及未来在整个产业中的定位，对自己做出正确认识和判断。重点考虑企业各品种的市场占有率、品种组合、与同类或同种产品比的优势以及未来是否能继续保有或扩大这种优势等。品种的相关政策则需及时准确地解读政策信息，重点关注相关部门发布的限制和扶持的品种名单。例如，国家对抗生素、门诊输液等实行的限制政策预示着此类药品未来将受严格监督，对儿童药、临床急需药品则优先审评审批。

按国家的计划推进，经过未来两三年大浪淘沙，国内经营仿制药的企业经历行业洗牌，行业格局向欧美成熟市场靠拢。一致性评价的品种筛选决策实际上是在重塑未来整个仿制药市场格局。

热点问题 5：参比制剂的选择

自仿制药一致性评价重启以来，各项工作不断推进。现阶段，如何选择合适的参比制剂，成为仿制药一致性评价的重要关卡，尤其是那些原产原研已经撤市或停产的品种，参比制剂的选择更需谨慎。

通过统计分析参比制剂目录发现，已公布的 11 个批次 908 个品规的参比制剂主要来源于五类：原研（35%）、美国橙皮书（26%）、日本橙皮书（16%）、欧盟上市（19%）、原研地产化品种（3%）、其他（1%）。可见参比制剂的选择上，原研和国际公认的品种是参比制剂的首选，但我们看到，原研地产化品种也被最新一批的参比制剂目录纳入其中。对于原研地产化品种可作为参比制剂，引起行业内高度关注。

针对原研地产化品种选作为参比制剂，行业内专家认为，参比制剂应该以原研和国际公认的药物作为首选，原研地产化品种是在无法找到原研制剂时的第二个选择。选择原研地产化品种作为参比制剂，主要是基于几个问题的考虑，首先原研地产化品种是在国内上市，CFDA 保有原研地产化品种上市申报时的所有详细资料，对原研地产化品种的评价工作更准确、更有利于工作开展。其次，相比其他国家同品种仿制药，原研地产化品种国内上市评审中在国内人群大样本中的有效性、安全性以及国内人群中的适应性能够得到保障；最后，原研地产化品种的加入提高了参比制剂的可及性，同时也会降低参比制剂购买成本，方便在有效期内购置多批次产品，为充分研究提供了参比制剂的保障，相信还会陆续有符合要求的原研地产化品种经过审评成为参比制剂。

表 3-1　总局已发布的 11 批仿制药参比制剂目录通告

序号	发布文件	发布日期	通用名个数
1	总局关于发布仿制药参比制剂目录（第一批）的通告（2017 年第 45 号）	2017/03/17	51
2	总局关于发布仿制药参比制剂目录（第二批）的通告（2017 年第 46 号）	2017/03/20	33
3	总局关于发布仿制药参比制剂目录（第三批）的通告（2017 年第 65 号）	2017/04/28	27
4	总局关于发布仿制药参比制剂目录（第四批）的通告（2017 年第 67 号）	2017/04/28	33
5	总局关于发布仿制药参比制剂目录（第五批）的通告（2017 年第 89 号）	2017/06/09	49

续表

序号	发布文件	发布日期	通用名个数
6	总局关于发布仿制药参比制剂目录（第六批）的通告（2017 年第 88 号）	2017/06/09	35
7	总局关于发布仿制药参比制剂目录（第七批）的通告（2017 年第 115 号）	2017/07/21	97
8	总局关于发布仿制药参比制剂目录（第八批）的通告（2017 年第 116 号）	2017/07/21	285
9	总局关于发布仿制药参比制剂目录（第九批）的通告（2017 年第 160 号）	2017/10/13	4
10	总局关于发布仿制药参比制剂目录（第十批）的通告（2017 年第 161 号）	2017/10/13	284
11	总局关于发布仿制药参比制剂目录（第十一批）的通告（2017 年第 227 号）	2017/12/28	33

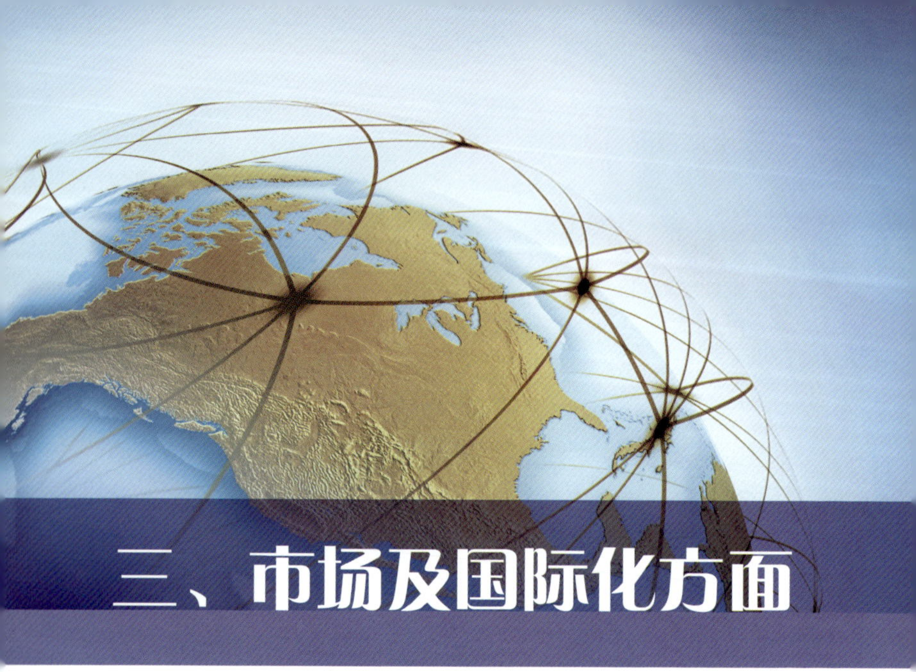

三、市场及国际化方面

热点问题 6：国内仿制药与原研药同台竞争

2017 年 12 月，CFDA 公布了第一批通过仿制药质量和疗效一致性评价的药品目录，包括 13 个品种、17 个品规。公布当天，《中国上市药品目录集》随即上线，第一批 13 个通过一致性评价的仿制药品种悉数纳入。对于中国这一仿制药大国来讲，该举措的作用不可估量，将大大加快仿制药替代原研药进程，为保障仿制药和创新药平衡发展的奠定了制度基础。

国产仿制药对原研药的临床替代是国家大政，逐步实现高质量仿制药对原研药替代的核心目标毋庸置疑。从国外情况看，原研药在美国市场的定价通常也都比较高，医保压力巨大，因此政策上会鼓励有能力的仿制药企业向原研药发起挑战，加速仿制药上市，为医保控费腾出空间。国内在医保实行控费的大背景下，通过一致性评价的仿制药显然“性价比”更高，对于节约医保费用意义重大。

早在一致性评价工作重启之初，国家食药总局就颁布了一系列政策鼓励企业开展一致性评价，从医保支持到医疗机构的优先选用、从优先集采到产业基金的支持等均有涉及，这些政策能够真正落实落地，才能真正实现仿制药对原研药的替代。然而，品牌重建是一个缓慢的过程，价格是由市场决定的。如何保证一致性评价不变成“一次性评价”，品牌重建后能否得到患者和医疗机构的认可，也是医保部门考量相关配套政策支持程度的一个重要因素。另外，在招标方面如何与一致性评价政策顺利衔接，简化质量分层，实现与原研产品的正面竞争也是未来的一大挑战。

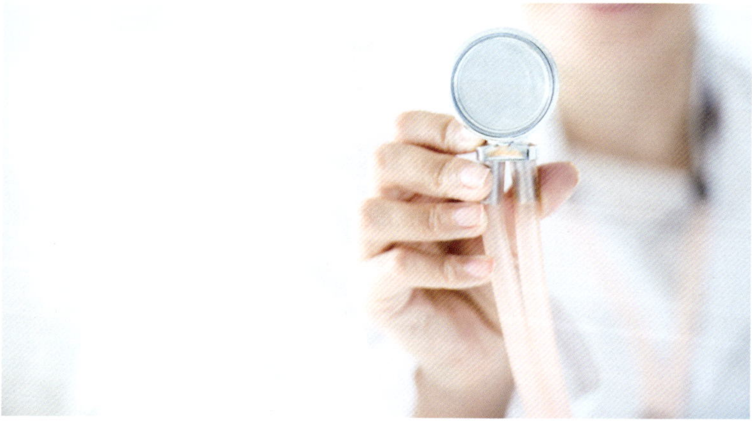

热点问题 7：高质量仿制药国际化

我国是仿制药大国，却不是仿制药强国。我国出口到欧美主流市场的仿制药很少，远低于同是发展中国家的印度，国内仿制药市场也频频被国外高质量仿制药抢占。此格局由来已久，与我国近代制药行业发展的历史有关。目前，我国生产的部分仿制药与国际标准还有较大差距，质量及品牌在国际主流市场上的认可度还不够高，国产仿制药要参与国际竞争还“内力不足”，仿制药“走出去”还任重而道远。

通过质量提升先促进高质量仿制药实现国际化，再逐步推动我国整个医药行业的国际化，是基于我国医药行业基本现实的发展道路。虽然整体上我国仿制药国际化水平还比较低，但国内已有少部分企业经过长时间的探索，在国际化方面取得了令人满意的成果。

据了解，我国目前有近50家制剂企业（以仿制药为主）通过了欧美等主要监管机构的认证和检查，这些走在国际化前列企业的经验非常值得国内其他企业学习和借鉴。如浙江华海药业，是我国首家、也是目前我国最大的一家制剂规模化出口美国的制药企业。华海药业专注于国际化发展十余年，有着相当丰富的海外注册及市场经验，是国内仿制药出口的标杆企业。再如江苏恒瑞医药，通过首仿国外大药企重磅炸弹产品，先实现国内“进口替代”，再拓展到国外参与国际竞争，目前已成为国内高质量仿制药国际化的代表企业之一。

此外，有“世界药房”之称的印度，仿制药国际化之路经历了从大宗原料药到特色原料药，再到非专利制剂药的过程。自2005年1月印度实行新专利法以来，越来越多的企业摆脱单一仿制的做法，与产品研发同时推进，走上了“仿中有创”和品牌建设的道路，实现了产品价值链上迅速攀升。目前印度仿制药占全球20%以上的市场份额，且多数出口到欧美等国家，这无疑为中国高质量仿制药国际化发展模式探寻带来宝贵的参考价值。

近两三年，国家密集出台了一系列提高仿制药质量的政策，如严格审评审批制度及国内正在紧锣密鼓推进的仿制药一致性评价，力图在提高质量的基础上促进国际化。仿制药一致性评价政策对仿制药出口企业有特别说明，在中国境内用同一条生产线生产并在国内和欧美均上市的，在通过相关审核后可视为通过一致性评价；国内企业已在欧盟、美国和日本获准上市的仿制药，按照新的化药分类要求进行注册申请，经过审评，批准上市后视为通过一致性评价。这些政策旨在取消高质量仿制药的国内重复认证，鼓励企业在质量优质的前提下，通过国际化方式一步实现国内外市场的同步认可，此次公布通过仿制药一致性评价的 17 个品种，浙江华海能够拔得头筹，拥有 9 个品种，就是享受了该政策红利。

2017 年 6 月，CFDA 宣布成为 ICH（人用药品注册技术要求国际协调会议）正式会员。ICH 旨在协调各国间药品注册规范，简化药企在各国进行药品申报的流程，以节约研发和注册成本，促进药品的国际流通。中国成为 ICH 成员，既有利于国外生产的新药及高质量仿制药进入国内市场，造福百姓，也有利于引导更多的中国企业遵循国际化标准，推动高质量国产药品走向国际。此外，国家提出了“一带一路”倡议，与“一带一路”沿线国家加强合作，也将促进我国仿制药“走出去”。高质量仿制药不仅需要对接欧美发达国家，其他欠发达国家也有着巨大的市场需求。随着中国在国际上的交往日益密切，越来越多的国家对“中国制造”寄予厚望，未来高质量仿制药将迎来更广阔的国际市场需求。

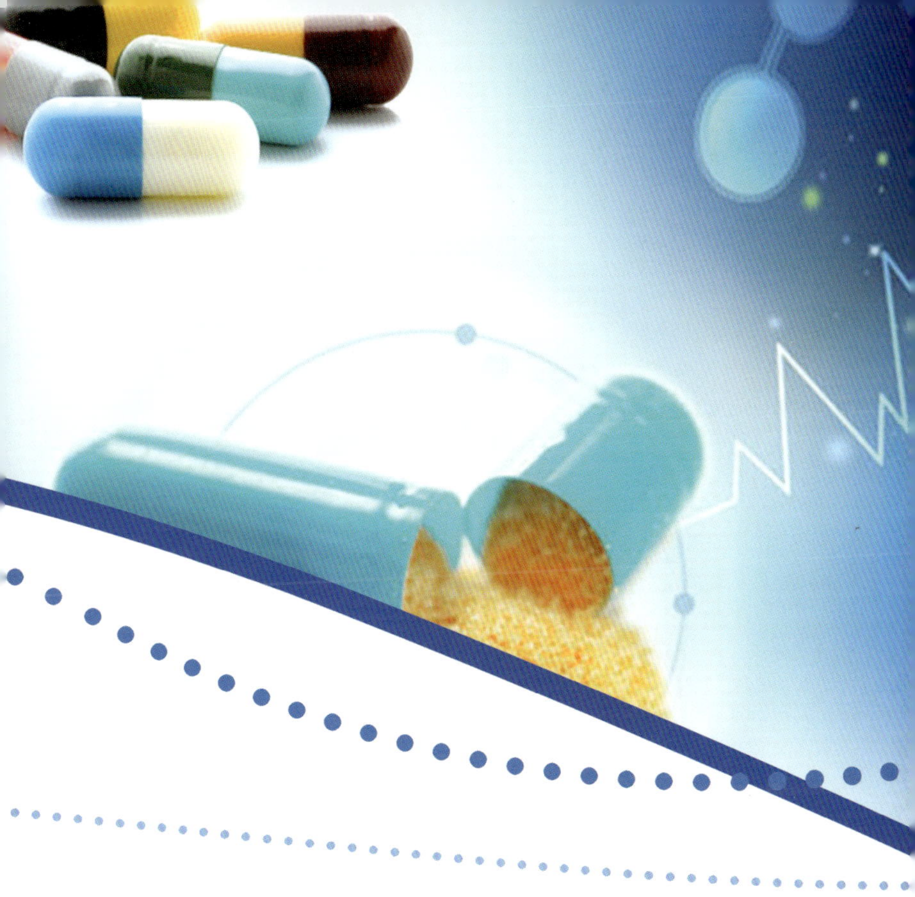

第四部分

中国仿制药产业发展机遇及相关建议

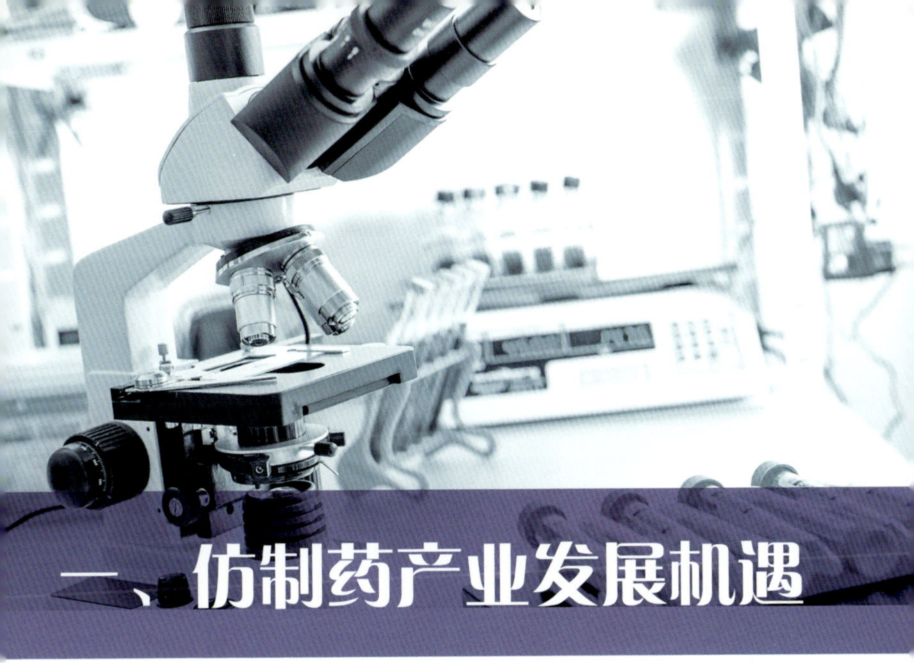

一、仿制药产业发展机遇

1. 经济整体向好　政策红利持续

“十三五”以来，国民经济增速进入换档期，经济发展进入了调结构、稳增长的“新常态”。我国医药工业持续保持高速增长，2016 年重回 10.6%，2017 年更进一步上升至 12.2%，在政策促进与科技推动下，医药工业成为中国经济持续发展的新引擎。2017 年，国家医药利好政策尤其是针对医药工业领域的药品审评审批、MAH 制度、完善短缺药品供应保障机制、仿制药一致性评价等政策陆续落地推行，使得整个医药工业面临新的挑战，也为行业实现创新和健康发展提供了众多机遇。

随着经济的高速增长、“二孩”政策的全面放开、社会老龄化进程不断加快以及民众健康意识的逐渐增强，对我国医药健康产业提出了更高的要求，也为我国医药健康行业保持高速的增长注入了强劲动力。与此同时，医保控费持续增压，政府推进仿制药一致性评价以期提高仿制药的质量，并对仿制药在医保支付、优先采购、优先选用方面提供支持，实现仿制药对原研药的替代，提高仿制药使用比例，为医保费用控制腾出空间，在此契机下我国仿制药行业的长期发展迎来了巨大的机遇。

2. 行业监管高效　配套政策完善

国家食药监总局正式成为国际人用药品注册技术协调会（ICH）正式成员，意味着国际社会愿意接纳中国监管部门、制药产业和研究机构加入国际最高规则和标准的制定过程，这对于我们的监管体系和制药产业得到国际认可有着非常积极和正面的影响。实际上，国家食药监总局前期在组织制定发布的许多技术指导原则在起草过程中不同程度地参考了 ICH 相关指导原则，在诸多文件的实际执行过程中也已经达到了 ICH 的要求。成为 ICH 会员后，中国药品研发和注册将与国际规则快速接轨，药品质量、安全性和有效性的技术规范也将与国际接轨，将参照欧美日等成熟和完善的药品监管体系，使之更加规范高效。

随着首批通过一致性评价的 13 个品种的公布，目前已经有上海、江苏、福建、安徽等省市出台一系列政策鼓励通过一致性评价品种的高质量仿制药优先招标采购。无论是上海市的直接挂网采购、江苏省的“通过一致性评价的高质量仿制药享受与原研药同等待遇”“未入围的高质量仿制药纳入备案采购范围”，还是浙江省卫计委的“与原研药品同等对待并优先纳入医保目录”“同质同价”“医疗机构优先采购”，都释放出利好通过一致性评价的仿制药，配套政策逐步得到完善。国务院办公厅、国家食药监总局高度重视仿制药一致性评价工作，针对仿制药一致性评价共出台 25 项政策和相关文件，这是前所未有的，相信随着一致性评价工作地不断深入，越来越多的品种将获得通过一致性评价的标识，在国家食药监总局的协调下，国家各部委、省级卫生部门都会有一系列配套政策出台。

3. 行业竞争加剧　挑战机会并存

目前，我国正大力推进“健康中国战略”，国家医药主管部门多种举措并举，不断提出鼓励医药创新的利好政策：药械 MAH 制度、仿制药一致性评价、药品注册和监管纳入国际标准等系列政策，掀起了医药产业升级的革命，中国医药工业正从高速发展向高质量发展的轨道上转变。

在此背景下，中国的仿制药企业也应清醒地认识到未来的竞争将是药品质量的竞争，而不仅仅是价格上的竞争，并为此做好充分的准备。根据前期的政策来看，未来研发创新能力薄弱的企业，未通过一致性评价的品种将被市场所抛弃，企业面临严峻的挑战。所以，仿制药医药企业应当及时调整企业经营策略，将资源转移到研发创新上来，刻不容缓地参与到一致性评价工作中来。从战略层面出发，测算不同品种未来经营的预期投入和对应回报，多方面综合比较分析，根据品种市场前景、企业自身特点及品种相关政策，把握一致性评价的品种选择策略，更加审慎的选择一致性评价品种，积极应对挑战，在未来的竞争中赢得先机。

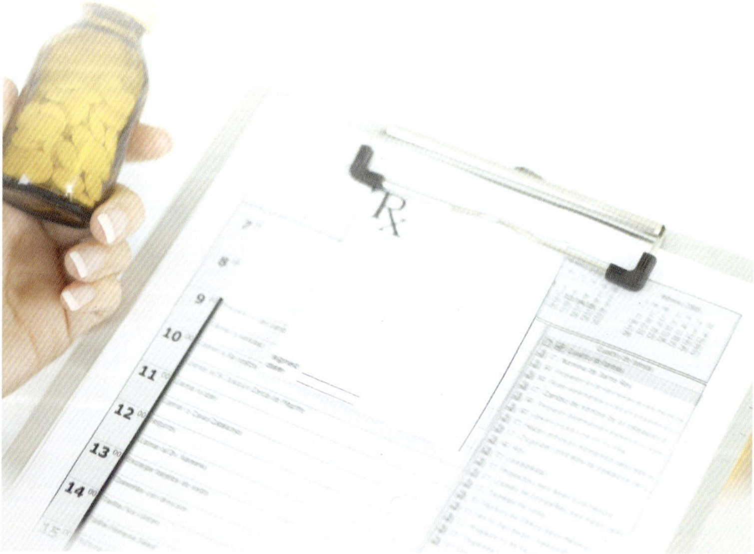

4. 布局“一带一路” 拓展海外市场

2018 年，随着“一带一路”倡议的持续推进，“健康丝绸之路”的提出为我国医药工业出口、企业“走出去”带来新的机遇。很多企业希望借助政策的东风，开发“一带一路”的沿线国家。

目前，国内仿制药企业都面临着一致性评价的重要任务，在此前发布的文件《关于开展仿制药质量和疗效一致性评价的意见》中也提到“同品种药品通过一致性评价的生产企业达到 3 家以上的，在药品集中采购等方面不再选用未通过一致性评价的品种”，这对于中国巨大仿制药企业数量来讲，尤其是临床一线用药的大品种，3 家之外还有大批的高质量仿制药企业急需市场的开拓。

相比竞争激烈的国内市场，可以将目光瞄准海外市场。经过一致性评价的品种达到国际标准，参与国际竞争，只要是产品质量过硬，也能够在国际市场的竞争中脱颖而出，借助“健康丝绸之路”，拓展“一带一路”沿线国家药品市场。健康医疗作为民生产业受到沿线各发展中国家的重视，对高端医药产品、医疗服务的需求强劲，相比国内市场激烈的竞争环境，中国企业在沿线国家往往拥有更多的产品性价比优势。

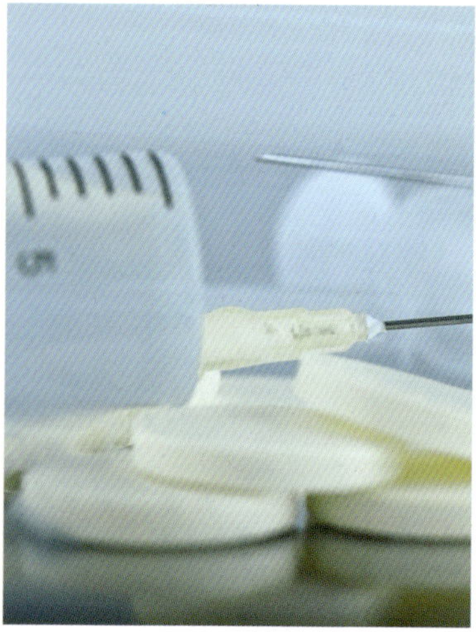

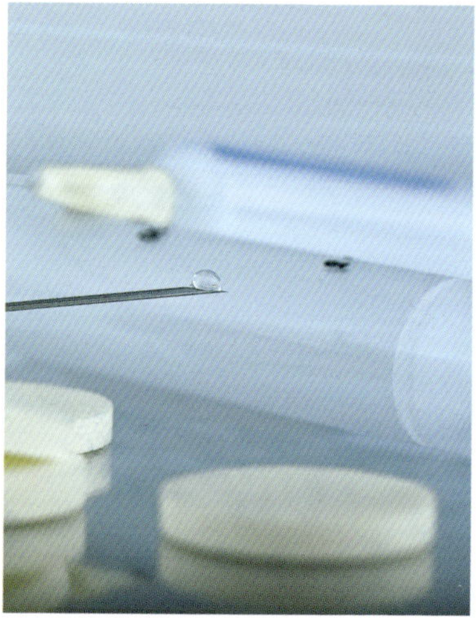

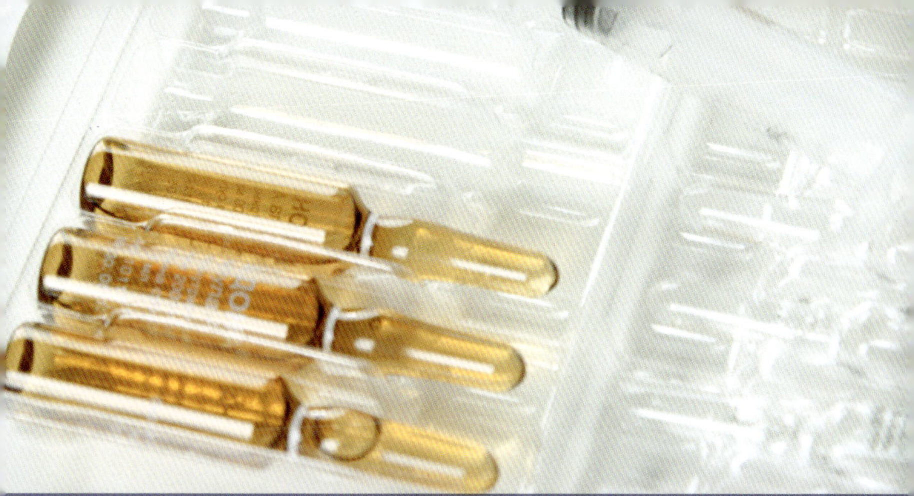

二、仿制药产业建议

1. 企业部分

◇注重战略，审慎选择评价品种

仿制药一致性评价是关系到仿制药企业长远发展的重要战略性工作，一致性评价投入大、周期长、临床资源紧张，选对和选准品种至关重要。

一致性评价品种筛选除考虑政策的限制和短缺

名单外，品种市场规模及自身竞争优势是企业最主要考虑的两个维度（图 4-1）。对于同时具备或同时不具备品种市场规模和自身竞争优势的品种抉择不难；主要难在品种只具备其中一个维度的优势时企业该如何抉择。

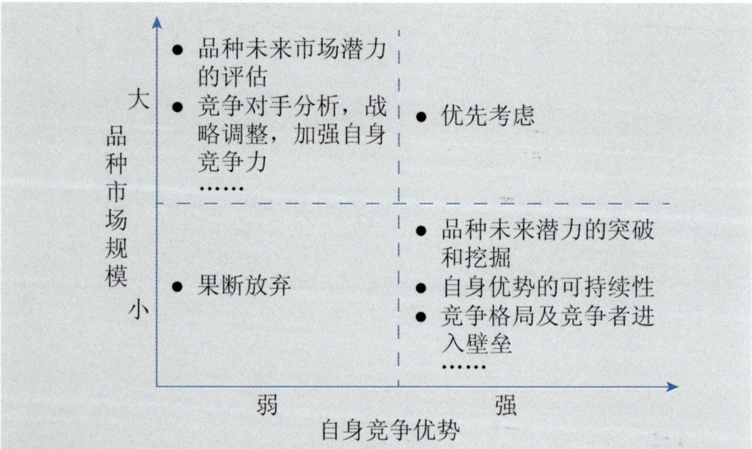

图 4-1　一致性评价品种选择二维分析图

对于只具备市场规模不具备自身竞争优势的品种，

我们建议企业着重考虑以下因素：

●随着疾病谱发生改变，品种未来的临床需求是否稳定且持续，流行病学情况、儿童等特殊患者用药情况、品种的疗效、安全性、适应证等是否能够为品种的未来发展提供需求支撑

●品种未来市场规模是否有持续增大的潜力，结合产品所处宏观和细分市场环境，未来整体领域市场规模及增速，其市场规模未来变化趋势等

●竞争情况，包括主要竞争对手产品的优劣势和其未来战略方向、品种进口和国产情况、品种在研和上市情况、企业该品种自身优劣势及提升竞争力的具体战略规划等

●投入产出比，进行一致性评价的成本和预期回报及周期等

对于只具备自身竞争优势不具备市场规模的品种，我们建议企业着重考虑以下因素：

●品种的临床需求是否稳固，是否有被替代风险，未来是否可能有较大的市场突破空间，市场潜力发掘的可能性是否大

●品种产业链发展是否健康完善，包括上游原料药保障情况、下游市场营销情况、企业自身在整个产业链中的地位、能否实现上下游资源整合

●企业自身目前竞争优势的持续性情况，能否长期保有或扩大这种优势，产品壁垒何时可能被打破等

●企业自身实力及抗风险能力评估，核算投入产出比，通过一致性评价难度、成本、预期回报及周期

●企业的社会责任

◇注重质量，树立企业品牌形象

一致性评价的核心围绕质量展开，通过认证亦是对企业品牌的重新塑造。虽然原研药的品牌影响力仍根深蒂固，难以被轻易撼动，但在这个历经一致性评

价实现“国产替代”的进程中其影响力势必被削弱，这恰好给了通过一致性评价的高质量国产仿制药一次品牌重塑的机会。

随着我国医改的不断深入，按病种付费、同一通用名药物同一报销标准等工作的逐步推进，医院在药占比、总额控费、医保压力增加的情形下，通过一致性评价的高质量仿制药更具竞争优势，也会逐渐形成国产高质量仿制药的品牌效应。

因此，在积极开展一致性评价的同时，注重与医生和患者的沟通，在品牌建设和经营模式上进行转型和创新，强化自身在医疗终端市场的竞争力和影响力，提升品牌价值，逐步形成品牌效应，将给企业未来发展带来巨大的红利。

◇未雨绸缪，从口服制剂到注射制剂

我国仿制药一致性评价工作首先是从口服固体制

剂开始。但在2017年5月，CFDA发布了《关于鼓励药品医疗器械创新实施药品医疗器械全生命周期管理的相关政策》（征求意见稿）意见的公告（2017年第54号），揭开了开展注射剂一致性评价的序幕。该公告明确指出开展上市注射剂再评价工作。生产企业须将批准上市时的研究情况、上市后跟踪研究情况等进行综合分析，开展产品成分、作用机制和临床试验研究，评估其安全性、有效性和质量可控性。力争用5~10年时间基本完成已上市注射剂再评价工作。通过再评价，享受化学仿制药口服固体制剂质量和疗效一致性评价的相关政策。2017年12月22日，CDE公开征求《已上市化学仿制药（注射剂）一致性评价技术要求》意见，化学仿制药（注射剂）一致性评价已开启。

目前我国临床尤其是医院中使用的大部分药物均

为注射剂型，我国重点城市样本医院数据显示，2016年注射剂型药物销售金额为1421亿元，远高于片剂（450亿）和胶囊剂（169亿）。相对于口服固体制剂而言，注射剂的覆盖范围更广，终端市场规模更大，对于行业的影响将超过口服固体制剂的一致性评价。由于注射制剂不存在溶出和吸收的问题，主要关注的是杂质控制和安全性等问题，预计与口服固体制剂相比，其一致性评价难度相对较小。

即使难度较小，注射制剂一致性评价工作也不容忽视，企业应提前进行技术储备，占领先机。另外，随着我国制药行业的不断发展，企业应该放远眼光，把仿制药质量提升作为一项长期工作，积极应对行业变化，实现转型升级。

2. 政府部分

◇多方协作落实政策

2018 年 1 月 4 日，CFDA 发布《全面提升仿制药质量和疗效首批 17 个品规通过一致性评价》，其中明确指出“按照我国对通过一致性评价药品给予的鼓励和支持政策，后续 CFDA 将与卫计委等相关部门共同对这些品种涉及的医保支付、优先采购、优先选用等问题进行协调落实。与此同时，总局也将对通过一致性评价的品种加强上市后监管，加大各类检查，特别是飞行检查力度，推动药品生产企业严格持续合规，促进企业管理水平持续提高，严防一致性评价变为‘一次性’评价”。

其实早在 2016 年 3 月，国务院办公厅发布的《关于开展仿制药质量和疗效一致性评价的意见》就已经显示仿制药一致性评价工作不仅仅是一个政府部门承担的任务，而是包括CFDA、工业和信息化部、人力资源和社会保障部、国家卫计委等多部门在内且需要明确分工、衔接良好、有效协作的一项长期工作。

目前首批通过仿制药一致性评价的17个品规已公布，一致性评价之后，产品的高质量生产以及严格的数据完整性管理，无疑推高了产品的生产成本，而医改环境和市场竞争仍会迫使药价进一步下行，企业的盈利压力不断增加。通过一致性评价产品的质量和临床疗效等同于原研产品，应该获得与原研产品同等市场认可与份额。因此国家须尽快出台相关政策的实施细则，保证通过一致性评价品种与原研产品同等的待遇。后续医保支付的适当支持、医疗机构的优先采购、临床使用的优先选用等一系列配套政策需及时有效落实，并保证政策执行力度，形成正向激励机制。避免出现配套政策未能及时落实、首先通过一致性评价的品种不能享受政策红利，从而影响企业进行一致性评价积极性并减弱阶段性竞争优势的局面。

同时应加大宣传力度，使医生和患者认可通过一致性评价产品，降低企业销售成本，促进企业增加核心竞争力。

◇解决参比制剂、生物等效性试验等难题

参比制剂难获得、生物等效性试验（BE）临床试验机构资源紧张是仿制药一致性评价中公认的难题，特别是目前 BE 需求呈快速上升趋势，高峰可能在 2018 年出现。

截至 2017 年底，CFDA 共公布了 11 批仿制药参比制剂目录，已覆盖大多数 289 目录品种和一些目录外品种。同样在 2017 年底发布的《中国上市药品目录集》也包括了一些品种的参比制剂、标准制剂、治疗等效性评价代码等信息，为确定仿制药参比制剂、在临床上是否可以用仿制药替代原研药等提供了参考依据。另外，一些进口参比制剂审批文件较多且有时限要求，参比制剂难获得性制约了相关一致性评价工作进程，建议简化审批流程，或建立相关参比制剂采购平台，提高参比制剂可及性。

CFDA 在 2017 年 5 月发布的《关于鼓励药品医疗器械创新改革临床试验管理的相关政策》（征求意见稿）指出“临床试验机构资格认定改为备案管理、支持研究者和临床试验机构开展临床试验、完善伦理委员会机制、提高伦理审查效率、优化临床试验审查程序、接受境外临床试验数据、支持拓展性临床试验”，在一定程度上缓解了临床试验机构稀缺的问题，但实际操作层面企业对新试验基地仍存在疑虑。在已有临床试验基地可承受工作量存在上限、参与试验意愿性不高且存在其他问题、289 目录品种完成仿制药一致性评价存在时间要求的情况下，随着 2018 年 BE 高峰期的到来，我国临床试验机构资源紧张问题仍旧突出。

2017年10月13日，国家食品药品监督管理总局和卫计委发布公告，具有药物临床试验机构资格的619家医疗机构，主要分布在医药大省市，其中广东省54家、上海市50家、江苏省46家、北京市45家、山东省与湖南省均31家。

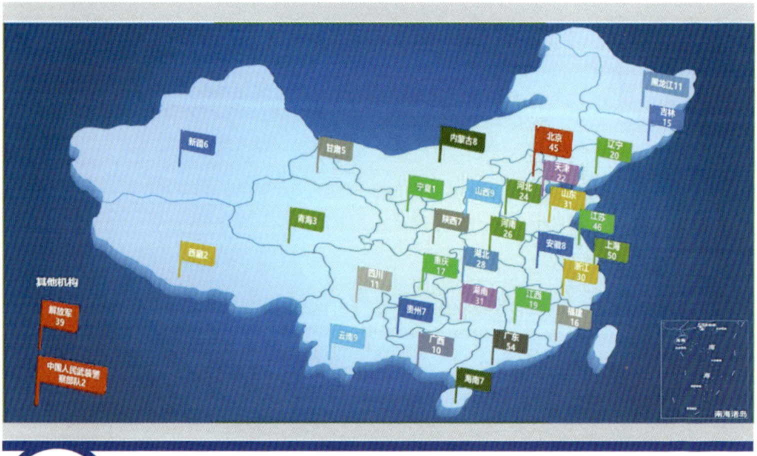

图4-2　全国具有药物临床试验机构资格的医疗机构分布图

尽管具有药物临床试验机构资格的医疗机构有619家，但是这些机构基本都是Ⅱ、Ⅲ期临床试验基地，BE研究人才缺乏，甚至相当一部分机构没有药物分析实验室。按现在的要求进行生物等效性试验，机构拥有专门用于BE研究的病床数不足；并且一旦开展BE项目研究，面临接受CFDA严格核查，机构乃至医院声誉可能受影响，以及影响医院Ⅱ～Ⅳ期临床试验项目风险极大，故不少机构不愿意承接BE研究项目。鉴于目前BE研究临床资源紧缺、价格高昂的困难，政府应鼓励符合GCP监管要求，且没有临床试验资质的医院、专业合同研究组织（CRO）以及具有资质第三方非医疗机构进行BE临床试验。CFDA、CDE、国家卫计委等相关部门应通力合作，合理解决临床试验资源配置，在继续豁免一些品种BE研究的同时，积极与临床一线工作人员和企业沟通，鼓励一致性评价一站式临床服务机构和技术平台的建设，简化新临床基地备案流程。同时必须加强对临床试验基地的有效监管，落实责任归属，保证临床试验基地的资质和条件以及试验结果的质量，真正促进仿制药一致性评价进程积极向前推进。

◇完善短缺药品供应保障体系

近年来，我国临床一些常用低价和罕见病用药等特殊药品连续处于短缺状态，严重影响我国临床用药需求。2017 年，江苏、安徽、浙江、山西等省份先后公布了一致性评价企业拟放弃品种名单。289 目录中，批文数被放弃越多的品种，就越有可能成为短缺药品。目前在各省招标时出台的短缺药品目录，289 目录中就有近 40 个品种进入各省的短缺药目录名单之中。例如 2017 年在多省处于短缺的硫酸亚铁缓释片，目前没有企业开展一致性评价；硫酸亚铁片仅有1家企业开展一致性评价；有研究显示，对于醋酸甲羟孕酮胶囊、巯嘌呤片、氨苯砜片、硫唑嘌呤片和白消安片，开展一致性评价的企业极少，预计短缺情况较难得到改善；溴吡斯的明片、甲氨蝶呤片、氢溴酸山莨菪碱片等品种，虽然已有企业开展一致性评价，但是生产厂家数较少，供应依然有短缺风险。

2017年6月，国家卫计委等9部门联合发布《关于改革完善短缺药品供应保障机制的实施意见》，提出到2017年底，建立短缺药品信息收集和汇总分析机制，完善短缺药品监测预警和清单管理制度；到2020年，实现药品供应保障综合管理和短缺监测预警信息资源的共享共用，建立成熟稳定的短缺药品实时监测预警和分级应对体系。但是对短缺药品的保障机制仍需落实到细节和具体应对措施，如建立包括医疗机构、流通企业和生产企业在内的多元化监测哨点，对短缺情况进行快速反应，而不是只停留在监测阶段；加强储备和应急协调生产，及时应对临床短缺情况。另外，由于药品获得一致性评价后价格政策与国家相关部门对短缺药价格管控之间存在博弈和不确定性，这也影响企业开展一致性评价的积极性，加大了短缺药供应不足的风险。因此对于289目录中一些尚未开展一致性评价的短缺药品，多部门应密切协作，尽快出台具体政策，可考虑建立相应激励措施或绿色通道，推动企业开展一致性评价。

为解决药品短缺问题，政府需要进一步深入调研，制定合理可行的政策和制度。政府应制定科学合理的药价调控政策，对于不同类别的药品应采取差别化的调价方案，保证生产企业的合理利润，从而充分调动生产企业对短缺药品的生产积极性。健全急救药品储备制度，保障相关短缺药品供应。通过推广医药阳光采购综合管理平台，逐步取消“二次议价”，让药品的价格维持在合理范围内。对于评价进展缓慢、可能影响市场供应的品种，相关部门要加大资金和技术引导力度，加强监管，保证原辅料的供应，尽快研究确定仿制药一致性参比制剂目录，确保临床用药的可及性。对于企业放弃的品种，应及时公布出来，并考虑列入临床短缺药目录，并出台相关政策，鼓励其他厂家仿制。

对于罕见病药物和儿童用药等特殊药物，虽然在基础研究方面受到持续关注，并不断有新的突破，但在产品开发方面由于投入大、收益低甚至亏损，企业研发的积极性不高，导致我国相关药品严重缺乏，并且价格昂贵，患者难以负担。针对我国罕见病药物和儿童用药等特殊药物领域存在的问题，政府首先应加大财政支持力度，鼓励非盈利公益性科研院所参与罕见病药物和儿童药品的研发，提升罕见病药物和儿童药品产业自主创新能力。优先考虑将罕见病药物和儿童药品纳入国家重大新药创制计划。其次，建议国家有关部门尽快明确罕见病药物的定义，以推动国家现有的有关鼓励罕见病药物政策落地实施。再次，进一步落实鼓励罕见病药物和儿童用药研究创新的各项政策，适当放宽相关药物的认定和支持范围，减免企业申报注册费用，延缓相关品种的一致性评价时限，鼓励药企研发生产适合儿童使用的药。另外，对已上市品种，鼓励药品生产企业及时补充完善儿童用药临床试验和数据，促进成人用药到儿童用药的转化；支持新增老药新用途等罕见病治疗适应证的开发，重视真实世界的临床数据对罕见病药物和儿童用药审评审批的参考作用，充分实现已有儿童用药资料的价值，解决部分儿童用药研发及合理使用临床资料不足问题，为我国儿童用药补充更多的循证医学资料，提高儿童用药的研发效率。对相关品种在市场独占权、税收减免等方面给予支持。最后，对罕见病和儿童用药在招标价格方面给予政策扶持，明确列出罕见病和儿童专用剂型目录，不受成人药品定价水平影响。充分发挥医疗保险对罕见病和儿童用药的保障功能，及时将相关品种纳入基本医疗保险支付范围，解决相关罕见病治疗和儿童用药的可及性问题。

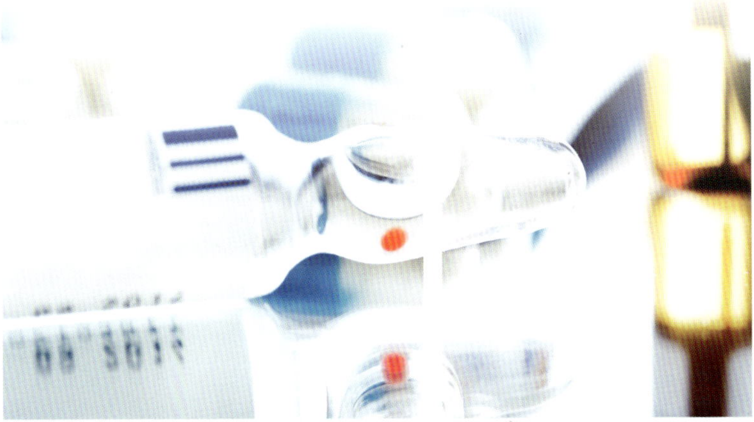

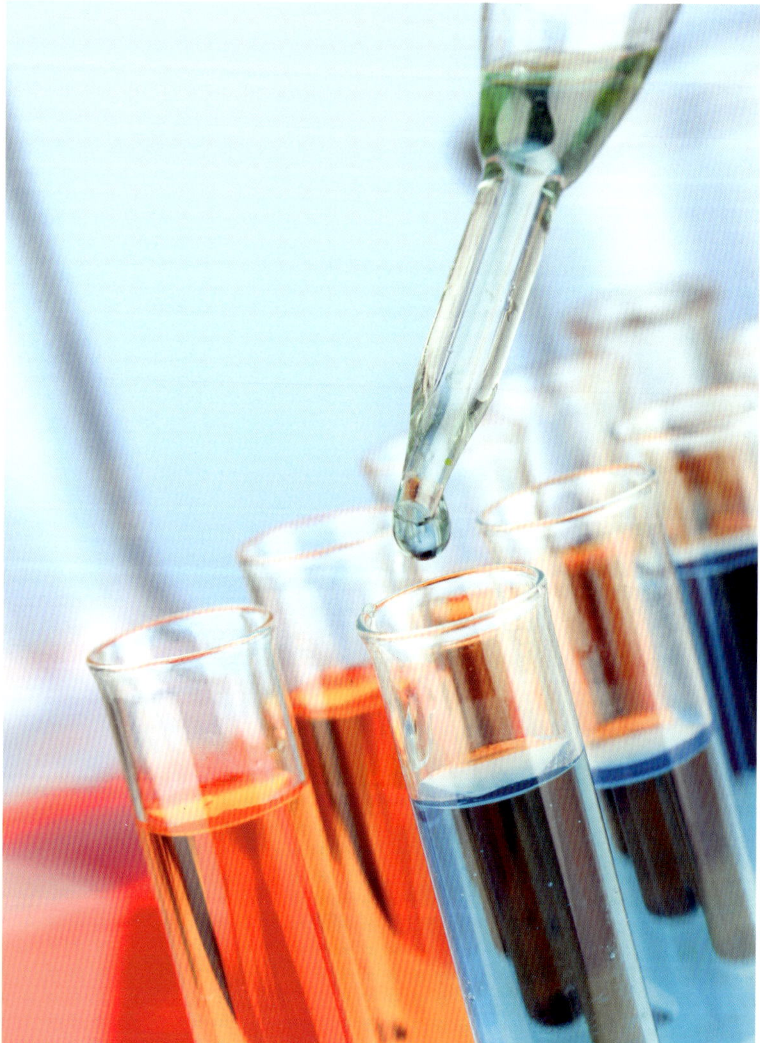

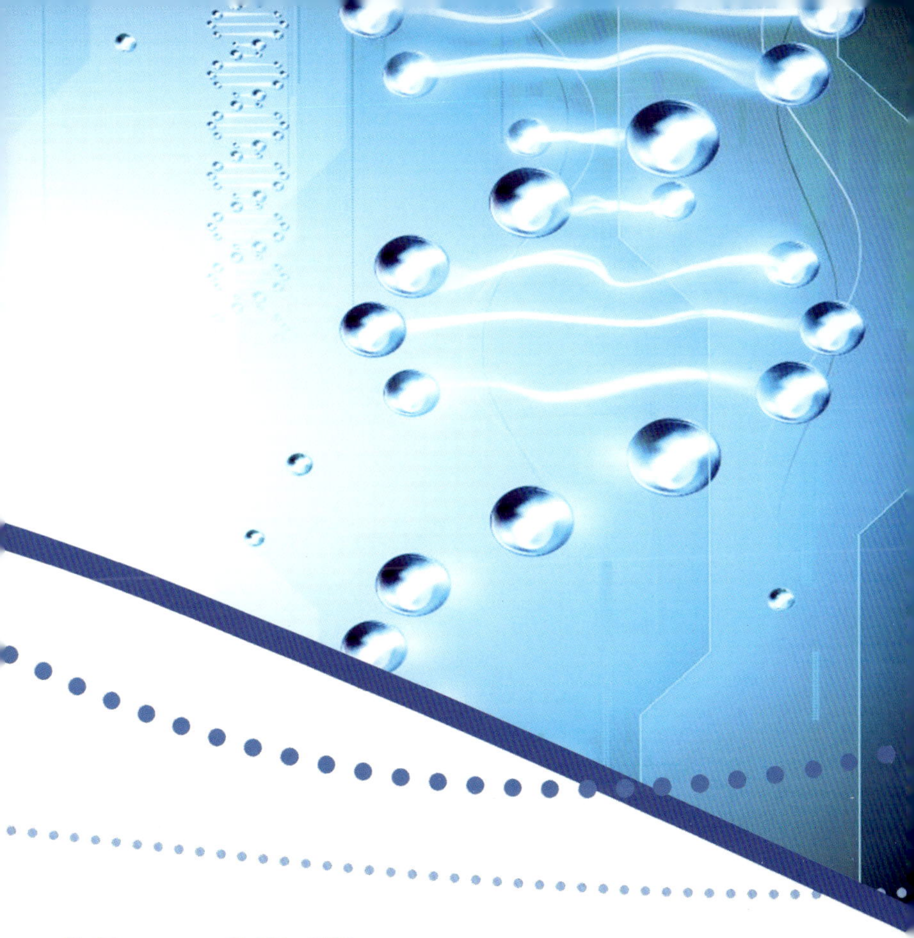

第五部分

中国仿制药产业未来趋势与展望

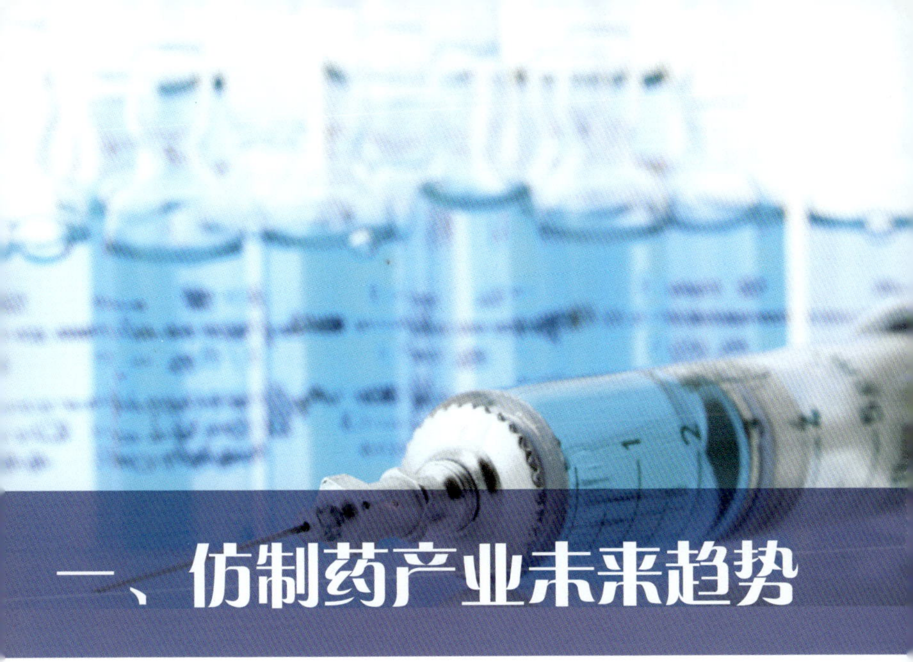

一、仿制药产业未来趋势

1. 医药产业承压前行，一致性评价任重道远

2017 年是我国医药产业政策升级取得重大进展的一年：中国 CFDA 加入 ICH、国家基本药品目录和医保目录更新执行、两办发文鼓励药品医疗器械创新、仿制药一致性评价取得阶段性成果、“两票制”在

全国各省市确立推行时间表、药品流通领域改革意见出炉等，多项政策成果对医药产业各方面带来深远影响。未来，我国医药产业整体发展将受益于人口老龄化、人均医疗消费水平增长以及技术创新等因素，但同时也将继续承受来自医保控费、价格下行、监管趋严、行业洗牌加速的压力。我国作为仿制药大国，仿制药产业不可避免的也将受到上述因素的影响。考虑到我国现阶段的药品研发能力、医疗消费水平以及制药行业发展现状，仿制药产业在今后相当长的时期内，仍将是我国医药卫生体系的重要支撑与保障，持续开展仿制药一致性评价工作任重道远。

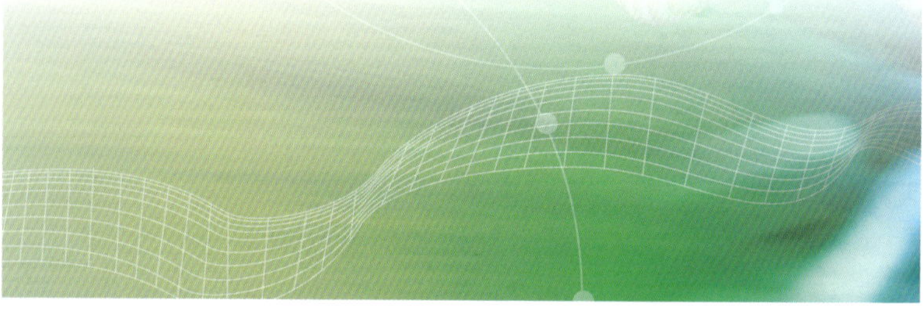

2. 政策倾斜仿制药，行业迎来健康发展契机

习近平主持召开中央全面深化改革领导小组第二次会议通过《关于改革完善仿制药供应保障及使用政策的若干意见》，指出“改革完善仿制药供应保障及使用政策，要从群众需求出发，把临床必需、疗效确切、供应短缺、防治重大传染病和罕见病、处置突发公共卫生事件、儿童用药等作为重点，促进仿制药研发创新，提升质量疗效，提高药品供应保障能力，更好保障广大人民群众用药需求”。

未来对于通过一致性评价药品的鼓励政策细则全面出台，必将会在招标采购、医保支付、报销比例方面给予率先通过一致性评价品种一定的政策倾斜。目前我国医保控费压力日益加大，按通用名制定

药品支付标准和药价下行是必然趋势，因此在招标采购方面，通过仿制药一致性评价的品种将与跨国药企的原研品种同台竞争，仿制药借助“高性价比”的优势将可能被优先采用。此外，通过一致性评价的仿制药在报销比例和价格方面也可能会有一定支持，从而带动药品使用量。仿制药在诸多利好政策的支持下，市场将进一步扩大，研发能力、药品质量将逐步提高，产品竞争力将得到增强，行业健康发展迎来重要契机。

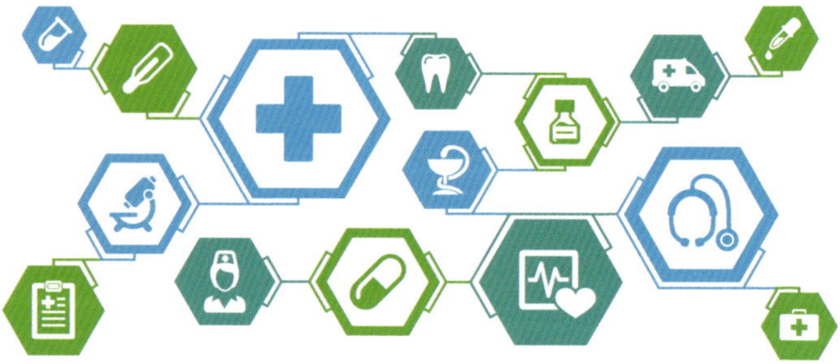

3. 重塑行业竞争格局，提高仿制药企业集中度

随着我国仿制药一致性评价和药品审评审批制度改革的不断推进，未来我国仿制药产业的格局将出现重大变化。仿制药一致性评价对制药企业的研发水平和资金实力提出了较高的要求，随着一致性评价工作的深入，无法通过一致性评价的产品将难以进入市场，中小企业将陆续退出，而质量层次较高、率先通过一致性评价的优质仿制药和龙头企业的市场份额将持续增加，行业集中度得到提升的同时企业议价能力也同步提高。此外，药品审评审批制度改革提高了仿制药审评标准，短期来看仿制药产业整体承压，进入阵痛期。但从长远来看，未来我国仿制药行业竞争格局将得到优化，资源会集中于优质企业，并且优质企业的

市场份额和利润率都将得到提升，特别是对于研发制造水平较高、具有国际化发展优势的优质企业有望获得更大的发展空间，顺应全球生产转移的趋势，为我国医药产业出口升级带来历史性机会。

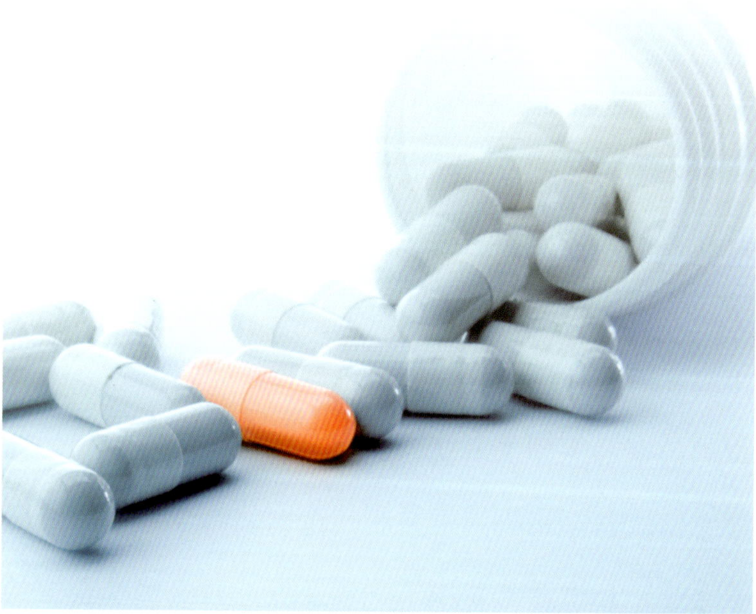

4. 审慎分析确定品种，远期着眼原研药研发

从现阶段我国仿制药一致性评价进展来看，企业积极进行一致性评价的品种多为市场需求较大、有一定技术难度，且未来具有差异化发展潜力的品种，并且也不再将目光局限于 289 目录品种，而是更多地考虑市场需求和自身优势，将资源更多地倾斜于 289 目录以外的潜力品种，希望通过一致性评价进一步巩固自身在产品、治疗领域上的优势。

此外，随着仿制药一致性评价的不断推进，对于市场竞争较为激烈的普通仿制药而言，集中度提升、产品内在价值在行业重塑后得到体现是必然趋势。而对于通过一致性评价的专科仿制药而言，主要目标则是向原研药发起冲击，加速进口产品替代，特别是心

血管疾病、肿瘤、代谢性疾病（如糖尿病等）、呼吸系统疾病、肝炎等领域，市场规模巨大且大多被进口产品占据，未来国产优质仿制药将凭借低价、等效的优势进军这些领域。

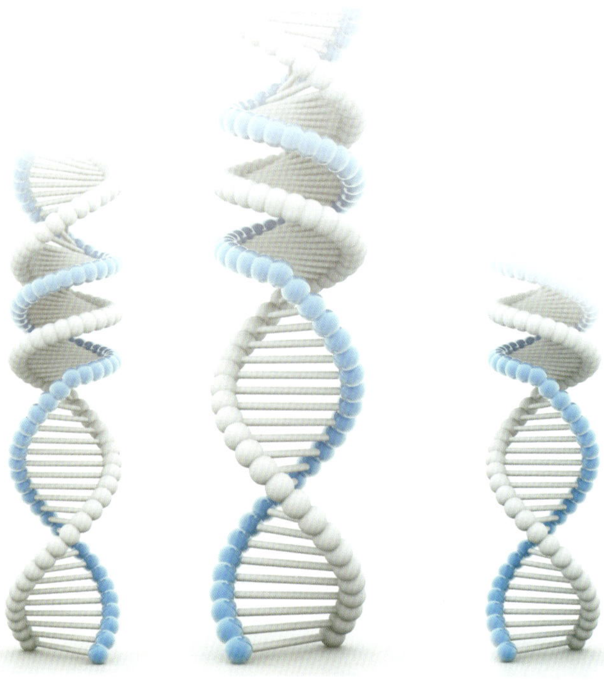

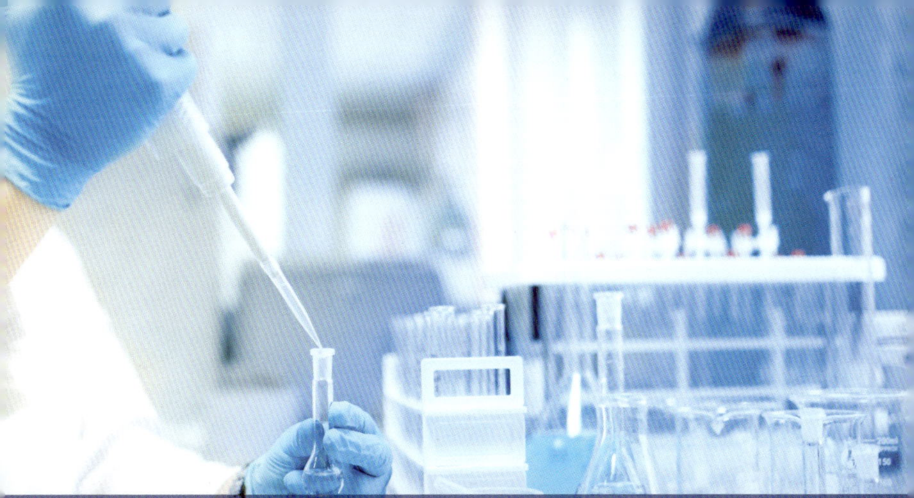

二、仿制药产业发展展望

十九大的召开标志着中国特色社会主义进入了新时代，这是我国发展新的历史方位。我国经济已由高速增长阶段转向高质量发展阶段。医药工业发展也肩负着新使命：由解决制药工业发展水平低、满足人民群众日益增长的用药需求，变化为推动医药产业创新发展、全面发展和充分发展，不断满足人民群众日益增长的用好药和高质量药的美好需要。仿制药是我国医药市场的主体，新时代呼吁我国仿制药产业走向高质量发展，这不仅对国计民生意义重大，也能从根本上促进我国从制药大国向制药强国迈进。

回顾2017年，国家食药品总局（CFDA）正式推出《关于深化审评审批制度改革鼓励药品医疗器械创新的意见》；同年，CFDA正式加入人用药品注册技术要求国际协调会议（ICH）。从动态监管到源头控制，从技术指南发布到国家标准修订工作的提出，总局对提高药品研发创新能力和保障药品安全的重视程度达到前所未有的高度，仿制药企业优胜劣汰的大幕缓缓拉开。

展望2018年，CFDA将工作重点集中在药品临床试验机构改革、继续加快上市审评审批、促进药品创新和仿制药发展、MAH制度改革等，将进一步促进中国仿制药产业升级和结构调整；同时一致性评价进入攻坚和验收的关键阶段，仿制药企业正在经历阵痛期，行业整合加速随之而来，集中程度将进一步提升，优势资源向研发创新能力强、运营水平高的企业集聚，呈现强者恒强的态势。随着越来越多的品种通过或即将通过一致性评价，2018 年将是相关配套政策落实的关键年。中国成为 ICH 成员以及“一带一路”倡议促进与沿线国家合作，都将促进我国仿制药“走出去”及进口药“走进来”。随着中国在国际上的交往日益密切，越来越多的国家对“中国制造”寄予厚望，未来高质量仿制药将迎来更广阔的国际市场需求，国际化的竞争格局对中国制药企业的整体能力提出了更高的要求。

2018 年将是我国首批通过仿制药一致性评价品种真正进入市场竞争的元年，也是我国医药工业进入高质量增长新时代的起点，中国医药行业将迎来创新发展的新纪元。

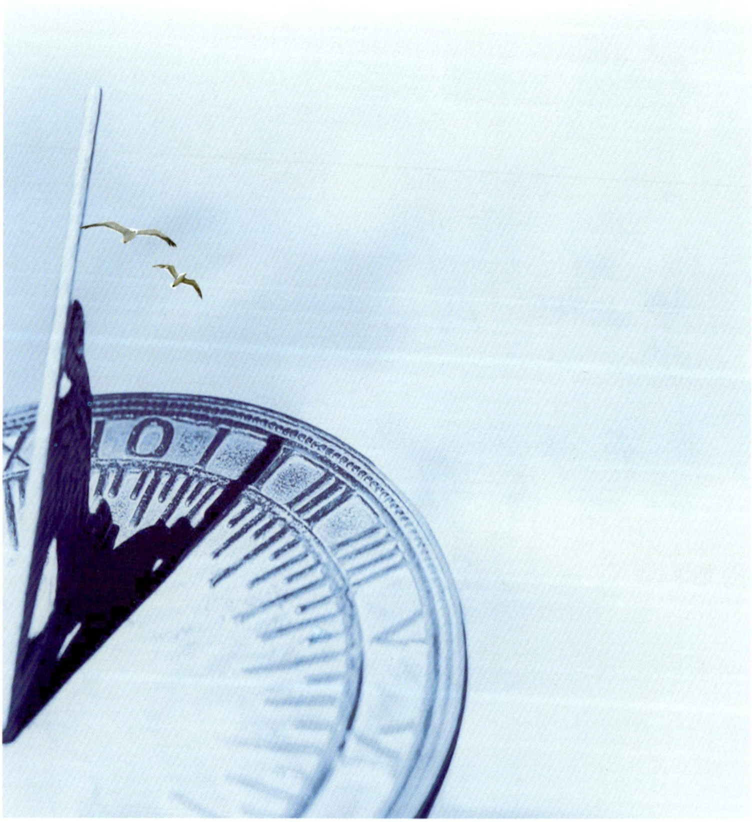

附录一

我国获得 FDA 批准的 ANDA 品种及企业（2015～2017）

药品通用名	企业名称	批准日期	所属公司
普瑞巴林胶囊	Prinston Pharma	2017/12/7	浙江华海药业股份有限公司
阿立哌唑片	Prinston Pharma	2017/12/4	浙江华海药业股份有限公司
喹硫平缓释片	南通联亚药业有限公司	2017/11/29	南通联亚药业有限公司
度他雄胺胶囊	人福普克药业（武汉）有限公司	2017/11/21	人福普克药业(武汉）有限公司
可乐定缓释片	力品药业（厦门）有限公司	2017/11/20	力品药业（厦门）有限公司
吗替麦考酚酯片	浙江海正药业股份有限公司	2017/11/16	浙江海正药业股份有限公司

续表

药品通用名	企业名称	批准日期	所属公司
吗替麦考酚酯胶囊	浙江海正药业股份有限公司	2017/11/13	浙江海正药业股份有限公司
辛伐他汀片	浙江海正药业股份有限公司	2017/11/13	浙江海正药业股份有限公司
氯沙坦钾氢氯噻嗪片	Prinston Pharma	2017/11/6	浙江华海药业股份有限公司
替米沙坦氢氯噻嗪片	Prinston Pharma	2017/11/6	浙江华海药业股份有限公司
芬戈莫德胶囊	Prinston Pharma	2017/10/26	浙江华海药业股份有限公司
加巴喷丁胶囊	江苏恒瑞医药股份有限公司	2017/10/26	江苏恒瑞医药股份有限公司
加巴喷丁片	石药集团欧意药业有限公司	2017/10/26	石药集团欧意药业有限公司
他达拉非片	杨凌步长制药有限公司	2017/10/16	杨凌步长制药有限公司
恩替卡韦片	Prinston Pharma	2017/10/10	浙江华海药业股份有限公司
吡格列酮片	美国普克药业公司	2017/10/6	人福普克药业在美子公司

续表

药品通用名	企业名称	批准日期	所属公司
布地奈德胶囊	Sciecure Pharma	2017/9/28	北京世桥生物制药有限公司
右美托咪定注射液	江苏恒瑞医药股份有限公司	2017/9/19	江苏恒瑞医药股份有限公司
缬沙坦氢氯噻嗪片	华仁药业股份有限公司	2017/9/6	华仁药业股份有限公司
二甲双胍缓释片	浙江海正宣泰医药有限公司	2017/9/5	浙江海正宣泰医药有限公司
安非他酮缓释片	上海宣泰医药科技有限公司	2017/8/21	上海宣泰医药科技有限公司
帕罗西汀胶囊	Prinston Pharma	2017/8/18	浙江华海药业股份有限公司
磺胺米隆	南通联亚药业有限公司	2017/7/31	南通联亚药业有限公司
头孢羟氨苄胶囊	石药集团欧意药业有限公司	2017/7/28	石药集团欧意药业有限公司
安非他酮缓释片	上海安必生制药技术有限公司	2017/6/30	上海安必生制药技术有限公司
阿奇霉素片	石药集团欧意药业有限公司	2017/6/19	石药集团欧意药业有限公司

续表

药品通用名	企业名称	批准日期	所属公司
阿奇霉素干混悬剂	EPIC pharm	2017/5/26	人福医药集团股份有限公司
培美曲塞注射液	齐鲁制药有限公司	2017/5/19	齐鲁制药有限公司
度洛西汀缓释胶囊	Prinston Pharma	2017/5/18	浙江华海药业股份有限公司
喹硫平缓释片	广州德芮可制药有限公司	2017/5/9	广州德芮可制药有限公司
吲哚美辛缓释胶囊	南通联亚药业有限公司	2017/5/8	南通联亚药业有限公司
替米沙坦片	Prinston Pharma	2017/5/3	浙江华海药业股份有限公司
奥美沙坦酯氢氯噻嗪片	Prinston Pharma	2017/4/24	浙江华海药业股份有限公司
西地那非片	瑞阳制药有限公司	2017/4/21	瑞阳制药有限公司
孟鲁司特钠片	石药集团欧意药业有限公司	2017/4/18	石药集团欧意药业有限公司
加巴喷丁胶囊	EPIC pharm	2017/3/24	人福医药集团股份有限公司
多奈哌齐片	浙江海正药业股份有限公司	2017/3/24	浙江海正药业股份有限公司

续表

药品通用名	企业名称	批准日期	所属公司
多西他赛注射液	江苏恒瑞医药股份有限公司	2017/2/15	江苏恒瑞医药股份有限公司
氯吡格雷片	石药集团欧意药业有限公司	2017/2/2	石药集团欧意药业有限公司
苯磺顺阿曲库铵注射液	江苏恒瑞医药股份有限公司	2017/1/27	江苏恒瑞医药股份有限公司
炔雌醇片	南通联亚药业有限公司	2016/12/20	南通联亚药业有限公司
注射用盐酸托泊替康	南通联亚药业有限公司	2016/11/30	南通联亚药业有限公司
布洛芬片	Aiping Pharma	2016/11/23	安士制药（中山）有限公司
多西环素缓释片	Prinston Pharma	2016/11/15	浙江华海药业股份有限公司
缬沙坦片	华仁药业股份有限公司	2016/11/1	华仁药业股份有限公司
瑞舒伐他汀片	常州制药厂有限公司	2016/10/31	常州制药厂有限公司
厄贝沙坦氢氯噻嗪片	浙江海正药业股份有限公司	2016/10/14	浙江海正药业股份有限公司

续表

药品通用名	企业名称	批准日期	所属公司
乙酰唑胺胶囊	南通联亚药业有限公司	2016/9/30	南通联亚药业有限公司
喹那普利片	Prinston Pharma	2016/9/15	浙江华海药业股份有限公司
福辛普利片	Prinston Pharma	2016/8/29	浙江华海药业股份有限公司
硝苯地平缓释片	南通联亚药业有限公司	2016/8/25	南通联亚药业有限公司
伏立康唑片	Prinston Pharma	2016/8/10	浙江华海药业股份有限公司
替莫唑胺胶囊	苏州爱美津制药有限公司	2016/7/22	苏州爱美津制药有限公司
二甲双胍片	石药集团欧意药业有限公司	2016/7/11	石药集团欧意药业有限公司
头孢曲松注射液	齐鲁制药有限公司	2016/6/29	齐鲁制药有限公司
硫酸吗啡缓释片	EPIC pharm	2016/6/23	人福医药集团股份有限公司
布洛芬胶囊	人福普克药业（武汉）有限公司	2016/6/22	人福普克药业（武汉）有限公司
厄贝沙坦片	浙江海正药业股份有限公司	2016/6/14	浙江海正药业股份有限公司

续表

药品通用名	企业名称	批准日期	所属公司
奥沙利铂注射液	齐鲁制药有限公司	2016/6/7	齐鲁制药有限公司
苯磺酸氨氯地平片	华润（集团）有限公司	2016/5/16	华润（集团）有限公司
注射用奥沙利铂	齐鲁制药有限公司	2016/5/11	齐鲁制药有限公司
盐酸伊立替康注射液	齐鲁制药有限公司	2016/5/3	齐鲁制药有限公司
格列本脲片	广州德芮可制药有限公司	2016/4/14	广州德芮可制药有限公司
左炔诺孕酮片	南通联亚药业有限公司	2016/3/11	南通联亚药业有限公司
缬沙坦氢氯噻嗪片	Prinston Pharma	2016/2/8	浙江华海药业股份有限公司
注射用盐酸头孢吡肟	齐鲁制药有限公司	2016/2/1	齐鲁制药有限公司
奥氮平片	齐鲁制药有限公司	2016/1/27	齐鲁制药有限公司
屈螺酮炔雌醇片	南通联亚药业有限公司	2016/1/26	南通联亚药业有限公司
注射用头孢唑林钠	齐鲁制药有限公司	2015/12/28	齐鲁制药有限公司

续表

药品通用名	企业名称	批准日期	所属公司
复方左炔诺孕酮片	南通联亚药业有限公司	2015/12/16	南通联亚药业有限公司
苄非他明片	EPIC pharm	2015/12/15	人福医药集团股份有限公司
美金刚片	美国普克药业公司	2015/11/17	人福普克药业在美子公司
孟鲁司特钠片	上海安必生制药技术有限公司	2015/11/5	上海安必生制药技术有限公司
七氟烷	上海恒瑞医药有限公司	2015/11/3	上海恒瑞医药有限公司
注射用阿奇霉素	海南普利制药股份有限公司	2015/10/19	海南普利制药股份有限公司
克拉霉素片	广东东阳光药业有限公司美国公司	2015/9/28	广东东阳光药业有限公司
羟考酮片	EPIC pharm	2015/9/22	人福医药集团股份有限公司
艾司西酞普兰片	Prinston Pharma	2015/8/28	浙江华海药业股份有限公司
地美环素片	EPIC pharm	2015/8/18	人福医药集团股份有限公司

续表

药品通用名	企业名称	批准日期	所属公司
美沙酮片	EPIC pharm	2015/8/18	人福医药集团股份有限公司
苯佐那酯胶囊	石药集团恩必普药业有限公司	2015/7/31	石药集团恩必普药业有限公司
缬沙坦片	Prinston Pharma	2015/6/9	浙江华海药业股份有限公司
替马西泮胶囊	Prinston Pharma	2015/6/4	浙江华海药业股份有限公司
美他沙酮片	EPIC pharm	2015/6/1	人福医药集团股份有限公司
文拉法辛片	重庆药友制药有限责任公司	2015/5/28	重庆药友制药有限责任公司
安非他酮缓释片	Prinston Pharma	2015/5/26	浙江华海药业股份有限公司
左乙拉西坦缓释片	Prinston Pharma	2015/5/21	浙江华海药业股份有限公司
吗茚酮片	EPIC pharm	2015/3/23	人福医药集团股份有限公司
复方炔诺酮片	南通联亚药业有限公司	2015/2/18	南通联亚药业有限公司

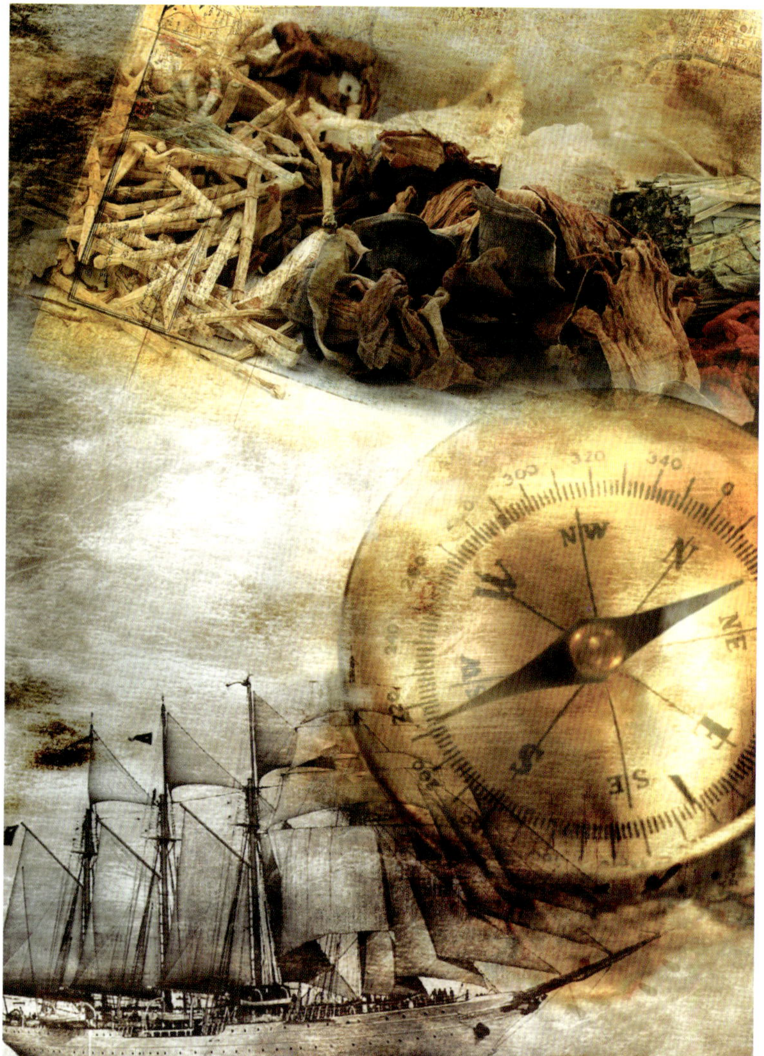

附录二

我国进口化学药物专利到期品种概况

2025年（含）核心专利到期进口化学药物品种		
达比加群酯	依曲韦林	西格列汀＋二甲双胍，复方
贝伐珠单抗	二甲双胍＋维格列汀，复方	利匹韦林
雷珠单抗	茚达特罗	阿哌沙班
维替泊芬	恩他卡朋＋卡比多巴＋左旋多巴，复方	雷特格韦
阿巴卡韦	阿昔替尼	索拉非尼
谷赖胰岛素	屈螺酮＋炔雌醇，复方	溴莫尼定＋噻吗洛尔，复方
替格瑞洛	利伐沙班	尼罗替尼

续表

2025年（含）核心专利到期进口化学药物品种		
伐地那非	舒尼替尼	利格列汀
伐尼克兰	沙格列汀	恩曲他滨+利匹韦林+替诺福韦，复方
拉帕替尼	帕瑞肽	恩曲他滨+替诺福韦，复方
氨氯地平+缬沙坦，复方	贝美前列素+噻吗洛尔，复方	贝美前列素
替比夫定	西格列汀	
核心专利已到期进口无国产仿制化学药物品种		
13价肺炎球菌结合疫苗	多替拉韦	去铁胺
阿巴卡韦+拉米夫定，复方	厄洛替尼	去铁酮
阿巴卡韦+拉米夫定+齐多夫定，复方	恩他卡朋	去氧孕烯+炔雌醇，复方
阿比特龙	氟米松，复方	乳杆菌LB
阿达木单抗	氟维司群	三乙醇胺
阿尔维林	氟氧头孢	沙丙蝶呤
阿尔维林，复方	钆布醇	沙格雷酯

续表

核心专利已到期进口无国产仿制化学药物品种		
阿法替尼	钆弗塞胺	沙奎那韦
阿格列汀	钆塞酸二钠	山金车花，复方
阿利吉仑	钆双胺	舒洛地特
阿罗洛尔	钆特醇	双醋瑞因
阿瑞匹坦	甘油＋果糖＋氯化钠，复方	司维拉姆
阿糖苷酶 α	肝素钠＋尿囊素，复方	四烯甲萘醌
阿替普酶	戈舍瑞林	索非布韦
阿扎胞苷	磺达肝癸钠	索利那新
阿扎那韦	加尼瑞克	他达拉非
艾塞那肽	精蛋白生物合成人胰岛素	他氟前列素
安立生坦	精蛋白锌重组人胰岛素	碳酸镧
氨氯地平＋阿托伐他汀，复方	聚多卡醇	免抗人胸腺细胞免疫球蛋白
巴利昔单抗	聚乙二醇干扰素 α-2a	托法替尼
巴尼地平	决奈达隆	托尼萘酸

续表

核心专利已到期进口无国产仿制化学药物品种		
贝米肝素	卡巴拉汀	托珠单抗
贝他斯汀	卡波姆	维格列汀
苯丁酸氮芥	克唑替尼	西那卡塞
苯扎氯铵＋西曲溴铵，复方	兰瑞肽	西尼必利
吡贝地尔	酪酸梭菌＋糖化菌＋肠球菌，复方	西曲瑞克
吡硫翁锌	雷奈酸锶	西妥昔单抗
波生坦	利多卡因＋麝香草酚＋洋甘菊花酊，复方	细菌溶解物
泊沙康唑	利拉鲁肽	缬更昔洛韦
布拉氏酵母菌	利托那韦	辛伐他汀＋依折麦布，复方
布林佐胺	利妥昔单抗	溴夫定
布林佐胺＋噻吗洛尔，复方	六氟化硫	溴隐亭
草木犀流浸液	卤米松＋三氯生，复方	伊伐布雷定

核心专利已到期进口无国产仿制化学药物品种		
雌二醇/(雌二醇+地屈孕酮，复方)，复合包装	罗西维林	伊洛前列素
雌二醇+屈螺酮，复方	洛匹那韦+利托那韦，复方	伊米苷酶
雌莫司汀	氯替泼诺	依那西普
雌三醇	氯替泼诺+妥布霉素，复方	依普沙坦
促黄体激素 α	马拉韦罗	依托考昔
促卵泡素 β	麦考酚	依托孕烯
醋丙氢可的松	美贝维林	依维莫司
达泊西汀	美法仑	依折麦布
达芦那韦	米卡芬净	益康唑
地氟烷	米库氯铵	益康唑+二氟可龙，复方
地喹氯铵+短杆菌素，复方	米曲菌霉+胰酶，复方	英夫利西单抗
地拉罗司	牛磺熊去氧胆酸	右旋糖酐+羟丙甲纤维素，复方

续表

核心专利已到期进口无国产仿制化学药物品种		
地诺前列酮	帕立骨化醇	重组人促红细胞生成素-β
地屈孕酮	帕利哌酮	重组人干扰素 β-1a
地特胰岛素	帕潘立酮	重组人干扰素 β-1b
碘比醇	帕瑞肽	重组人凝血因子Ⅶa
碘克沙酸葡胺钠	普拉克索	重组人凝血因子Ⅷ
碘羟拉葡胺	普芦卡必利	重组人凝血因子Ⅸ
丁酸氯倍他松	七叶洋地黄双苷	重组人绒促性素
度他雄胺	屈螺酮+炔雌醇，复方	猪肺磷脂
对乙酰氨基酚+羟考酮，复方	曲伏前列素+噻吗洛尔，复方	左卡巴斯汀
多磺酸粘多糖	曲前列尼尔	
多廿烷醇	曲妥珠单抗	

致　谢

感谢中国农工民主党中央生物技术与药学工作委员会委员和他们所在企业对本书提供的支持和帮助；感谢上海医药工业信息中心咨询部撰写团队梅馨女士、邹荣先生、于硕女士和胡庆亮先生，以及张敬冬先生和周维女士的协调工作；感谢中国医学科学院药物研究所夏杰先生和林苗女士参与资料收集和整理。